Kliniktaschenbücher

D1661611

Aktuelle Medizin

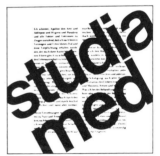

Bayer informiert Studenten

Eine Empfehlung von studia-med.
Für Ihr Studium heute,
für Ihre Praxis morgen.

S. Nolting   K. Fegeler

Medizinische Mykologie

Dritte, überarbeitete Auflage

Mit 74 Abbildungen

Springer-Verlag Berlin Heidelberg New York
London Paris Tokyo

Professor Dr. med. Siegfried Nolting
Hautklinik der Westfälischen
Wilhelms-Universität
von-Esmarch-Straße 56
4400 Münster (Westf.)

Professor Dr. med. Klaus Fegeler
Niedergelassener Hautarzt
Harsewinkelstraße 21/22
4400 Münster (Westf.)

ISBN 3-540-17148-7 3. Auflage Springer-Verlag Berlin Heidelberg New York
ISBN 0-387-17148-7 3rd. edition Springer-Verlag New York Berlin Heidelberg

ISBN 3-540-13546-4 2. Aufl. Springer-Verlag Berlin Heidelberg New York Tokyo
ISBN 0-387-13546-4 2nd. edition Springer-Verlag New York Heidelberg Berlin Tokyo

CIP-Kurztitelaufnahme der Deutschen Bibliothek
Nolting, Siegfried:
Medizinische Mykologie / S. Nolting ; K. Fegeler. - 3., überarb. Aufl. - Berlin; Heidelberg; New York;
London; Paris; Tokyo: Springer, 1987
(Kliniktaschenbücher)
ISBN 3-540-17148-7 (Berlin ...)
ISBN 0-387-17148-7 (New York ...)
NE: Fegeler, Klaus:

Das Werk ist urheberrechtlich geschützt. Die dadurch begründeten Rechte, insbesondere die der
Übersetzung, des Nachdruckes, der Entnahme von Abbildungen, der Funksendung, der Wiedergabe
auf photomechanischem oder ähnlichem Wege und der Speicherung in Datenverarbeitungsanlagen
bleiben, auch bei nur auszugsweiser Verwertung, vorbehalten. Die Vergütungsansprüche des § 54,
Abs. 2 UrhG werden durch die ‚Verwertungsgesellschaft Wort', München, wahrgenommen.

© Springer-Verlag Berlin Heidelberg 1982, 1984, 1987
Printed in Germany

Die Wiedergabe von Gebrauchsnamen, Handelsnamen, Warenbezeichnungen usw. in diesem Werk
berechtigt auch ohne besondere Kennzeichnung nicht zu der Annahme, daß solche Namen im Sinne
der Warenzeichen- und Markenschutz-Gesetzgebung als frei zu betrachten wären und daher von
jedermann benutzt werden dürfen.
Produkthaftung: Für Angaben über Dosierungsanweisungen und Applikationsformen kann vom
Verlag keine Gewähr übernommen werden. Derartige Angaben müssen vom jeweiligen Anwender im
Einzelfall anhand anderer Literaturstellen auf ihre Richtigkeit überprüft werden.

Satz- u. Bindearbeiten: Appl, Wemding, Druck: aprinta, Wemding
2127/3145-54321

Vorwort zur dritten Auflage

Wachsendes Interesse an der Medizinischen Mykologie und gesteigertes mykologisches Bewußtsein bei Ärzten aller Fachrichtungen machten es notwendig, schon nach Ablauf von 2 Jahren eine dritte korrigierte Auflage folgen zu lassen. Hinzu kamen drängende Fragen aus dem Kreise von Betroffenen oder von Personen, die mit Problemen der Mykologie aus unserer Sicht konfrontiert wurden. Die Veränderungen bezogen sich auf Ergänzungen im allgemeinen Teil, Hinzufügen von Textbeiträgen zu den Abbildungen und auf wichtige Neuerungen im Therapieteil.
Die wohlmeinenden Kritiken und sachlichen Vorschläge wurden weitgehend berücksichtigt. Wir danken allen Lesern und Rezensenten.

Münster, Dezember 1986 S. Nolting
K. Fegeler

Vorwort zur zweiten Auflage

Die freundliche Aufnahme und die weite Verbreitung unseres Buches ‚Medizinische Mykologie' machten schon kurze Zeit nach seinem Erscheinen eine 2. Auflage notwendig. Die Veränderungen waren aus diesem Grunde auch nicht sehr einschneidend. Wir haben jedoch die Gelegenheit genutzt, um das Kapitel der Therapie dem aktuellen Stand anzupassen und hoffen, mit dieser Neuauflage das Interesse an der medizinischen Mykologie weiterhin zu erhalten und zu fördern.

Münster, April 1984　　　　　　　　　　　　　　　　S. Nolting
　　　　　　　　　　　　　　　　　　　　　　　　　K. Fegeler

Vorwort zur ersten Auflage

Die medizinische Mykologie ist aus historischer Sicht älter als alle anderen Zweige der Mikrobiologie. Sie geriet jedoch schon bald nach ihrer Entdeckung nahezu in Vergessenheit und spielte dann lange Zeit nur eine untergeordnete Rolle. So wurde sie von der Bakteriologie weit in den Schatten gestellt. In den letzten Jahren jedoch fand die medizinische Mykologie wieder vermehrtes Interesse. Innerhalb der Dermatologie behauptet sie ihren festen Platz und erlangt auch auf allen anderen Gebieten der klinischen Medizin zunehmend größere Bedeutung.

Bei den Hautkrankheiten ist die Stellung der Mykologie innerhalb der Infektionskrankheiten gegenüber Krankheiten durch Bakterien und Viren herausragend. An der Haut und Schleimhaut vollzieht sich zwangsläufig die Konfrontation mit den Pilzen. Über diese Grenzschichten gelangen diese Pilze aber auch in den Organismus und interessieren somit zwangsläufig alle anderen Fachrichtungen der Medizin.

Begünstigt wird das Vordringen der Pilze nicht zuletzt durch die therapeutischen Fortschritte. Häufig ist eine medikamentöse Therapie mit Kortikosteroiden, Immunsuppressiva, Zytostatika und Hormonen Wegbereiter für die Mykosen. Auch operative Eingriffe und intensivmedizinische Maßnahmen spielen dabei eine Rolle.

Die Therapie der Pilzerkrankungen erfreut sich stetiger Fortschritte. Zur Behandlung stehen eine Reihe wirksamer topischer, aber auch systemischer Antimykotika zur Verfügung. Leider hat die Ausbildung auf dem Gebiete der Mykologie mit dieser Entwicklung nicht Schritt gehalten. Aus der Sicht der Mykologen wurden zwar wichtige Teilaspekte zu diesen Themen berücksichtigt und wissenschaftliche Fortschritte erzielt, jedoch fanden die Belange der Praxis zuwenig Berücksichtigung.

Unser Anliegen ist es daher, zu „mehr alltäglichen" Problemen der medizinischen Mykologie in der Klinik und Praxis Stellung zu nehmen. Es wird versucht, dem mykologisch Interessierten einen praxisnahen und leicht verständlichen Leitfaden zu bieten. Auf eine ausgedehnte Diagnostik und Darstellung seltener, zumindest unseren Kulturraum wenig betreffender Mykosen wird bewußt verzichtet.

Unser Dank gilt dem Verleger, der unsere Vorstellungen aufgegriffen und maßgeblich zu ihrer Verwirklichung beigetragen hat.

Münster, August 1982   S. Nolting
                                                                  K. Fegeler

Inhaltsverzeichnis

1	**Einleitung**	1
1.1	Systematik der Pilze	3
1.2	Allgemeine Bedeutung der Pilze	4
1.3	Pilzkrankheiten	5
1.4	Definition und Nomenklatur	7
1.5	Diagnose	10
1.6	Materialgewinnung	11
1.7	Nativpräparat	13
1.8	Pilzkultur	14
1.9	Dermatomykosen	19
2	**Dermatophytosen**	20
2.1	Mikrosporie	20
2.1.1	Epidemiologie	21
2.1.2	Klinik	21
2.1.3	Pathologie	22
2.1.4	Woodlichtuntersuchung	25
2.1.5	Mikroskopischer Befund und Kultur	25
2.1.6	Differentialdiagnose	27
2.1.7	Therapie	27
2.2	Krankheitsbilder durch Trichophyten	28
2.2.1	Favus	28
2.2.2	Tiefe Trichophytie – Trichophytia profunda	30
2.2.3	Oberflächliche Trichophytie – Trichophytia superficialis	34
2.2.4	Folliculäre Trichophytie – Trichophytia follicularis	35
2.2.5	Mikroskopisches Bild und Kultur der Trichophyten	36
2.2.6	Therapie	37
2.3	Dermatophytosen der Haut	38

2.3.1	Dermatophytose des Stammes – Dermatophytosis corporis	38
2.3.2	Dermatophytose der Leistenregion – Dermatophytosis inguinalis	40
2.3.3	Dermatophytose der Hand – Dermatophytosis manus	41
2.3.4	Dermatophytose des Fußes – Dermatophytosis pedis	44
2.4	Onychomykose – Nagelmykose	49
2.4.1	Klinik	52
2.4.2	Differentialdiagnose	53
2.4.3	Therapie	53
2.5	Mikroskopisches Bild und Kultur	55
2.6	Immunologische Reaktionen	57
2.6.1	Mykid – Dermatophytid	59
3	**Hefemykosen – Levurosen**	61
3.1	Candidose	63
3.1.1	Haut – Candidose	67
3.1.2	Paronychia und Onychia candidosa	71
3.1.3	Andere Lokalisationen	72
3.1.4	Schleimhaut-Candidose	73
3.1.5	Organ-Candidose	82
3.1.6	Chronisch mukokutane Candidose	89
3.1.7	Candida-Granulom	91
3.1.8	Candida-Sepsis	95
3.1.9	AIDS	96
3.1.10	Candidid	97
3.1.11	Therapie der Candida-Mykosen	98
3.1.12	Schlußbetrachtung	99
3.2	Cryptococcose	100
3.2.1	Klinik	101
3.2.2	Erreger	102
3.2.3	Therapie	103
3.3	Rhodotorulose	103
3.3.1	Klinik	103
3.3.2	Erreger	104
3.3.3	Diagnose	104
3.3.4	Therapie	104
3.4	Torulopsose	104

3.4.1	Klinik	105
3.4.2	Erreger	105
3.4.3	Diagnose	105
3.4.4	Therapie	105
3.5	Trichosporose	105
3.5.1	Klinik	106
3.5.2	Erreger	106
3.5.3	Diagnose	106
3.5.4	Therapie	107
3.6	Geotrichose	107
3.6.1	Klinik	107
3.6.2	Erreger	107
3.6.3	Diagnose	108
3.6.4	Therapie	108
3.7	Pityriasis versicolor	108
3.7.1	Klinik	110
3.7.2	Erreger	111
3.7.3	Diagnose	111
3.7.4	Therapie	112
4	**Schimmelpilz-Mykosen**	114
4.1	Aspergillose	115
4.1.1	Klinik	115
4.2	Scopulariopsidose	116
4.3	Cladosporiose	118
4.4	Chrysosporiose	118
4.5	Cephalosporiose	118
4.6	Fusariose	119
4.7	Verticilliose	119
4.8	Penicilliose	119
4.9	Madura-Mykose	120
4.10	Chromomykose	120
5	**Mykosen der inneren Organe**	122
5.1	Endomykosen (Candidosis, Cryptococcosis)	124
5.1.1	Mucormykose	125
5.1.2	Sporotrichose	125
5.2	Systemmykosen	127

5.2.1	Blastomykose	128
5.2.2	Histoplasmamykose (Histoplasmose)	128
5.2.3	Coccidioidomykose	129
5.2.4	Paracoccidioidomykose	130

6	**Mykoseartige Krankheiten – Saprophytäre Mykosen**	132
6.1	Erythrasma	132
6.1.1	Klinik	133
6.1.2	Differentialdiagnose	133
6.1.3	Erreger	133
6.1.4	Diagnose	133
6.1.5	Therapie	134
6.2	Trichomycosis palmellina	134
6.2.1	Klinik	135
6.2.2	Differentialdiagnose	136
6.2.3	Erreger	136
6.2.4	Diagnose	136
6.2.5	Therapie	136

7	**Pilz-Allergosen – Myko-Allergosen**	137

8	**Therapie**	142
8.1	Unspezifische Therapie	144
8.1.1	Desinfizientia/Antiseptika	144
8.1.2	Feuchte Behandlung	146
8.1.3	Farbstofflösungen	147
8.1.4	Antiekzematosa	148
8.2	Spezifische interne Therapeutika	154
8.2.1	Amphotericin B	154
8.2.2	Flucytosin	156
8.2.3	Griseofulvin	158
8.2.4	Imidazol-Derivate	159
8.2.5	Natamycin (Pimaricin)	162
8.2.6	Nystatin	163
8.3	Spezifische externe Therapeutika	164
8.3.1	Dermatophyten – wirksame Antimykotika	165
8.3.2	Dermatophyten – wirksame Antimykotika mit Korticoiden	167

8.3.3	Hefepilz-wirksame Antimykotika	168
8.3.4	Hefepilz-wirksame Antimykotika mit Korticoiden	170
8.3.5	Antimykotika mit breitem Spektrum	170
8.3.6	Externa für die Therapie des Erythrasma und der Trichomycosis palmellina	171
8.4	Adjuvante Therapie	172
9	**Prophylaxe von Pilzinfektionen**	175
9.1	Rezidiv-Prophylaxe	175
9.2	Dispositions-Prophylaxe	176
9.3	Expositions-Prophylaxe	176
10	**Mykologische Begriffe**	177
11	**Literatur**	184
12	**Sachverzeichnis**	189

# 1 Einleitung

Erkrankungen durch Pilze beanspruchen in der täglichen Praxis einen breiten und noch ständig wachsenden Raum. Man hört und liest von einem unaufhaltsamen Vormarsch der Pilze und ihrer zunehmenden Gefährdung für den Menschen. Diese Behauptung gilt sicher nicht so allgemein für alle Erkrankungen durch Pilze. Jedoch müssen wir langsam lernen, die Gefahr, die von diesen Erregern ausgeht, richtig einzuschätzen. Wenn man heute von einer wachsenden Bedeutung der Pilzerkrankungen spricht, so sind in erster Linie Mykosen als Erkrankungen durch parasitäre Pilze gemeint.
Die Kenntnis der Mykosen ist für den praktisch tätigen Arzt ebenso wichtig wie die Kenntnis von Erkrankungen durch Bakterien oder Viren. Auf den ersten Blick erscheint dieses Gebiet der Mikrobiologie sicher außerordentlich verwirrend. Unser Anliegen ist es daher, den mykologisch Interessierten nicht durch eine Vielfalt unüberschaubarer Begriffe zu verunsichern und ihm die Unzulänglichkeit seines Tuns immer wieder zu beweisen, sondern es geht uns darum, Hilfestellung zu geben bei der Diagnostik, der Therapie und den prophylaktischen Maßnahmen in der Mykologie.
Am Beginn der Mikrobiologie stand ohne Zweifel die Mykologie. Vor der Entdeckung der Bakterien wurden bereits 1836 von Remark in den Krusten des Favus verzweigte Fäden gesehen, die er zu diesem Zeitpunkt jedoch wohl nicht als Ursache für die Erkrankung ansah. 1839 erkannte dann Schönlein den Zusammenhang zwischen Pilzfäden und der Entstehung des Favus. Virchow führte schon den Begriff der Dermatomykosen in die Humanpathologie ein. Die Mykologie erhielt jedoch ihre entscheidenden Impulse und ihre Bedeutung durch die Arbeiten von Sabouraud.
Die Mykologie als Wissenschaft wird nun bald 150 Jahre alt und ob-

wohl, besonders in den letzten Jahren, viele Probleme gelöst werden konnten, sind jedoch immer noch neue Fragen aufgetaucht, und nicht alle konnten bisher, trotz intensiver Bemühungen, befriedigend geklärt werden. Manche Aufgaben, die es heute zu lösen gilt, sind auch erst im Rahmen der modernen Medizin entstanden.

Die Zahl der Pilzarten wird mit mehr als 100000 bis 500000 angegeben. Für den Menschen von Bedeutung sind ungefähr 100 verschiedene Arten. Aber selbst diese 100 zu kennen, ist in diesem Rahmen nicht erforderlich. Pilze sind chlorophyllose, heterotroph sich verhaltende Thallophyten. Sie sind zur Fotosynthese nicht fähig, sondern sie gewinnen ihre Energie aus dem Ab- und Umbau organischer Verbindungen. Pilze kommen ubiquitär im Erdreich, auf lebenden oder abgestorbenen Pflanzen vor. Die Arten, die bei Tieren und Menschen Krankheiten hervorrufen können, unterscheiden sich nicht grundsätzlich von den im Erdboden lebenden Pilzen. Die überwiegende Zahl der Pilze ist jedoch besser an das Pflanzen- als an das Tierreich adaptiert.

In der Regel werden die Pilze dem Pflanzenreich zugeordnet. Es ist jedoch genügend gerechtfertigt, sie nach dem Aufbau ihrer Zellwände und ihrer Ernährungsweise einem eigenen Gebiet, dem Reich der Pilze, zuzuordnen. Pilze sind nicht fähig, mit Hilfe des Lichtes aus Kohlendioxyd und Wasser Kohlehydrate aufzubauen. Sie sind auf organisch gebundenen Kohlenstoff als Nahrungsquelle angewiesen.

Zum einen leben sie als Saprophyten von abgestorbener organischer Materie. Eine Schädigung des Makroorganismus durch die Mikroorganismen bleibt dabei aus. Zum anderen können sie aber auch als Parasiten leben, wenn sie auf Kosten des Wirtsorganismus mit oder ohne Schädigung des Wirts existieren.

Bei den Mykosen finden die Pilze im Makroorganismus Bedingungen und Nährstoffe, die für ihr Wachstum und ihre Vermehrung erforderlich sind. Die gegenseitigen Beziehungen werden sowohl durch die Eigenschaften der Pilze, die die Besiedelung und Schädigung des Makroorganismus fördern, als auch durch verschiedene Abwehrmechanismen des Wirtes, die diese Entwicklung zu hemmen versuchen, gekennzeichnet. Erst die Störungen in den Wechselbeziehungen zwischen Mensch und Tier auf der einen Seite und den Pilzen auf der anderen Seite führen zu der Krankheit „Mykose".

1.1 Systematik der Pilze

Seit weit mehr als 100 Jahren beschäftigen sich Wissenschaftler verschiedener Disziplinen innerhalb der Naturwissenschaft mit dem Problem der Pilze, im besonderen ihrer Systematik. Ihre Einteilung erfolgt nach botanischen Gesichtspunkten. Ausschlaggebend sind der Bau ihrer Sexualorgane und ihrer sexuellen Fruchtformen. Im Verlaufe der Zeit hat es sehr unterschiedliche Klassifizierungssysteme gegeben, so daß mit Recht der Ausdruck einer babylonischen Sprachverwirrung geprägt wurde. Es soll deshalb in diesem Rahmen bewußt auf ein näheres Eingehen in diese Systematik verzichtet werden, wenn sie auch vom botanischen Standpunkt her übersichtlich und gut durchdacht ist.

Pilze, die für den Menschen die wichtigste pathogene Bedeutung besitzen, werden den höheren Pilzen zugeordnet. Man bezeichnet sie als Deuteromyceten oder verwendet auch den Begriff der Fungi imperfecti, da ihre sexuellen Fruchtformen bisher nicht genügend bekannt oder erforscht sind. Auf eine Einteilung in Klassen, Ordnungen, Familien, Gattungen und Arten wird in diesem Rahmen bewußt verzichtet.

Pilze unterscheiden sich von Bakterien vor allen Dingen durch ihren Kern mit Membranbildung, das Vorhandensein von Mitochondrien im Plasma und ihre Zellwand aus chitinhaltigem Material. Sie sind im Durchschnitt sehr viel größer und können sich durch die Bildung von Hyphen und Sproßformen ausbreiten. Das Wachstum in Form von Hyphen erfolgt durch die gerichtete Vergrößerung des Zellvolumens im Sinne eines Längenwachstums der Zelle. Durch Kernteilung entstehen mehrere Zellkerne und durch Querwandbildung die Hyphenseptierung. Diese septierten Hyphen können sich verzweigen und so ein Geflecht von Hyphen bilden, das Myzel (Abb. 1, 2, S. 23).

Bei der Sproßzellbildung erfolgt zunächst eine Ausstülpung der Mutterzelle, die sich mit Protoplasma füllt und sich dann schließlich von der Ausgangszelle durch Abschnürung löst. Vereinfacht wird in Myzelbildung oder Hyphenbildung und Hefe- oder Sproßbildung unterschieden. Die Hefen zeichnen sich durch runde, ovale oder ausgezogene Zellen aus, und sie besitzen kein Luftmyzel. Dahingegen ist das Luftmyzel bei den Pilzen mit Hyphenwachstum sehr ausgeprägt mit flaumig watteartiger, samtiger oder wolliger Oberfläche. Außerdem gibt es Pilze, die unter bestimmten Umständen, in Abhängigkeit von verschiedenen Einflüssen, Hyphen oder Sproßzellen bilden können. Desweiteren haben sie noch die bemerkenswerte Eigenschaft, ein Pseudomyzel zu bilden, das im fortgeschrittenen Stadium dann sehr hyphenähnlich aussehen kann.

Als weitere Spielart kennt man die sogenannten dimorphen Pilze. Das sind Pilze, die bei saprophytärem Wachstum Myzelien, bei parasitärem Wachstum hingegen nur Hefeformen bilden.

Pilze besitzen die bedeutsame Fähigkeit, Reproduktionsorgane, sogenannte Fruktifikationsorgane bilden zu können, die für die diagnostische Beurteilung herangezogen werden. Bei sexueller Vermehrung spricht man von perfekten Formen und bei asexueller Vermehrung von imperfekten Formen. Im menschlichen und tierischen Organismus kommt es nicht zur Ausbildung dieser Fruktifikationsorgane. Sie sind deshalb auch in dieser Phase nicht zu identifizieren. In der Kultur hingegen geben uns die verschiedenen Fruktifikationsorgane überhaupt erst die Möglichkeit, einen Pilz einer bestimmten Art zuzuordnen.

Die ungeschlechtlichen Sporen von Pilzen, die direkt an den Pilzfäden oder an besonderen Trägern gebildet werden, heißen Konidien. Es gibt kleine ein- bis zweizellige Mikrokonidien und größere mehrzellige Makrokonidien. Zur Artbestimmung dienen auch die Chlamydosporen. Das sind besonders dickwandige Dauersporen. Hefen können außer Blastosporen, den Sproßzellen, auch septierte Fäden bilden und sich damit zugleich als Faden- und Sproßpilz erweisen. Deshalb ist die früher verbreitete Gleichsetzung von Dermatophyten und Schimmelpilzen mit Fadenpilzen nicht mehr richtig, weil auch eine Reihe von Hefen zur Myzelbildung fähig ist.

1.2 Allgemeine Bedeutung der Pilze

Bevor wir uns nun ganz dem Gebiet der Erkrankungen durch Pilze zuwenden, soll nicht unerwähnt bleiben, daß Pilze für den Menschen auch eine durchaus nützliche Bedeutung haben können.

Pilze dienen uns zur Bereicherung der Nahrung. Für den Feinschmecker bedeuten sie eine Delikatesse. Erwähnt seien hier nur Trüffel, Champignons und Pfifferlinge. Zum anderen sind Pilze wertvoll für die Reifung und den Geschmack und das Aroma von Käsesorten. Stellvertretend für viele seien Roquefort, Camembert und Gorgonzola genannt.

Pilze dienen auch der Fermentation. Sie werden zum Backen und Brauen benötigt. Es sei nur an die Herstellung von Wein und Bier erinnert. Die hohe Kunst des Bierbrauens und der Weinherstellung wäre ohne die Hilfe der Pilze nicht denkbar.

Eine wichtige Rolle, vielleicht die wichtigste Rolle überhaupt, spielen die Pilze auch bei der Herstellung von antibakteriellen und antimyzetischen Antibiotika. Seit den Beobachtungen und Untersuchungen von Fleming besitzen die Pilze eine besondere, nicht zu unterschätzende und oft lebenswichtige Bedeutung bei der Bekämpfung von Krankheiten der Menschen und Tiere.

1.3 Pilzkrankheiten

Unter Pilzkrankheiten verstehen wir heute 5 Gruppen von Krankheiten, die durch Pilze hervorgerufen werden können:

1. Myzetismus
Erkrankungen nach dem Genuß giftiger Pilze. Bekannt und gefürchtet sind der Knollenblätterschwamm (Amanita phalloides) und der Fliegenpilz (Amanita muscaria).

2. Mykotoxikosen
Erkrankungen durch Mykotoxine in Nahrungsmitteln, die von Schimmelpilzen befallen sind. Bis heute sind etwa 200 toxinbildende Schimmelpilzarten bekannt, die 100 chemisch bereits identifizierte Mykotoxine produzieren. Bekannt ist die Wirkung der Aflatoxine, des Ochratoxins und des Sterigmatocystins.

Die schädigende Wirkung schwankt in Abhängigkeit verschiedener Faktoren wie Dauer des Pilzbefalls, Art des Substrats und dem Milieu sowie unterschiedlicher Produktion einzelner Stämme. Bekannte Maßnahmen zur Verbesserung der Haltbarkeit wie Hitze, Bestrahlung und Säuren können den sehr stabilen Mykotoxinen kaum etwas anhaben. Die wichtigsten Mykotoxinbildner gehören zu den Gattungen Aspergillus, Penicillium und Fusarium. Vor allem sind die Aflatoxine bekannt, die vom Aspergillus flavus gebildet werden. Die Aflatoxine gelten als besonders leberschädlich. Bei Tieren ist es auch zum Absterben nach Verzehr von Aspergillus flavushaltigem Futter gekommen.

Heute kennen wir bereits 150 verschiedene Pilzarten, die Toxine bilden können, und die Anzahl ihrer Mykotoxine wird doppelt so hoch angegeben. Jedoch sind noch viele Probleme ungelöst, obwohl auf diesem Gebiet zur Zeit intensiv geforscht wird. Da die Zahl der Toxinbildner und der von ihnen produzierten Mykotoxine noch weiter zunimmt, kann ihre Bedeutung und Gefahr für die Gesundheit noch nicht in vollem Maße übersehen werden. Für schimmelpilzgereifte Lebensmittel, wie Käse und Salami, ist es erforderlich, nur solche Starterkulturen von Penicillien zu verwenden, die weder pathogen noch toxinogen sind und auch keine Antibiotika bilden.

Nach neuesten Meldungen werden Mykotoxine sogar als biologische Kampfmittel eingesetzt. Erste Erfahrungen sollen bereits in Vietnam, Kambodscha und Afghanistan gemacht worden sein. Wahrscheinlich wird man schon bald vom leisen Tod durch Mykotoxine sprechen. Dafür bietet sich dann der Begriff „Pilzbombe" an.

3. Mykoallergien

Erkrankungen durch den Kontakt mit Pilzsporen aus der Luft. Diese Pilzallergien werden zunehmend besser erkannt, da die entsprechenden Allergenpräparate heute zur Verfügung stehen. Eine Rolle spielen dabei Schimmelpilze wie Aspergillus, Mucor, Penicillium und pathogene Hefen, besonders Candida albicans.

4. Mykotisation

Besiedelung von örtlich begrenzten Gewebsschädigungen durch opportunistischpathogene Pilze. In der Regel bleibt das Geschehen auf den Ort der Schädigung beschränkt. Bedeutsam ist die Mykotisation bei Nagelveränderungen, Ulcerationen und Bronchiektasien.

5. Mykosen
Unser eigentliches Thema - Erkrankungen durch parasitäre Pilze. Voraussetzungen für das Entstehen einer Mykose sind:
a) der Kontakt mit Pilzen,
b) ihr Eindringen in den Organismus,
c) das Vorfinden eines günstigen Terrains für die Ausbreitung im Gewebe.

Denn auch der Wirtsorganismus ist nicht ohne Chancen gegen die Pilze. Dazu gehören unspezifische Faktoren und spezifische Mechanismen, die auf immunologischen Reaktionen beruhen.

Die erste und wichtigste physiologische Schranke gegenüber Infektionen stellt die Haut selbst dar. Ihre Resistenz ist im Verlaufe des Lebens allerdings erheblichen Schwankungen unterworfen. Von der Kindheit bis zum Alter ändern sich die Abwehrverhältnisse. In der Regel ist nach der Pubertät eine Steigerung der Resistenz zu beobachten. Die Mykose ist als Interferenz zweier biologischer Systeme von Mikro- und Makroorganismus zu verstehen. Dabei kommt es zu einer Wechselwirkung der Pilze mit Membranstrukturen des Makroorganismus. Als Resultat der Pilzinvasion folgt in der Regel eine Entzündungsreaktion des Makroorganismus.

Pilze sind über den ganzen Erdball verbreitet, jedoch gibt es durchaus Unterschiede in der Häufigkeit des Vorkommens. Manche Arten kommen in bestimmten Regionen der Erde häufig, in anderen Gebieten wieder selten vor. Einige Arten sind weltweit verbreitet, andere hingegen nur auf bestimmte Regionen in Abhängigkeit von bestimmten Umweltverhältnissen beschränkt. Die Häufigkeit der Mykosen in Abhängigkeit von ihrer geografischen Verteilung richtet sich, wie Ainsworth treffend bemerkt hat, nicht zuletzt nach dem Vorkommen von Mykologen und der Leistungsfähigkeit mykologischer Laboreinrichtungen.

1.4 Definition und Nomenklatur

Bewährt hat sich die Unterteilung in Pilzerkrankungen der Haut (Dermatomykosen) und Pilzerkrankungen im Inneren des Organismus (Endomykosen). Als wesentliche Erleichterung hat es sich er-

wiesen, Erkrankungen durch Dermatophyten als Dermatophytosen und Erkrankungen durch Hefen als Levurosen zu bezeichnen. Für die Erkrankungen durch Schimmelpilze und sonstige hat sich bisher noch kein einheitlicher Gruppenname durchsetzen können.
Die Einordnung in dieses für uns heute gültige DHS-System setzt immer das Anlegen einer Kultur voraus.
D = Dermatophyten
H = Hefen
S = Schimmelpilze und sonstige
Nach Rieth hat die medizinische Pilzdiagnostik für die Belange in der Klinik und in der Praxis dieses einfache System notwendig gemacht, um mit möglichst geringem Aufwand an Zeit und Material die für eine gezielte Therapie notwendigen Befunde zu erheben.
Bevor wir uns jetzt den praktisch wichtigen Fragen der Diagnostik zuwenden, ist es notwendig, sich mit der zur Zeit gültigen Nomenklatur der Mykosen zu beschäftigen. Diese gilt seit dem 15.3. 1979, beschlossen auf der Generalversammlung der Internationalen Gesellschaft für Mykosen bei Menschen und Tieren (International Society for Human and Animal Mycology - ISHAM).
Man ist überein gekommen, Mykosen als Erkrankungen durch parasitäre Pilze zu bezeichnen.
Onychomykosen sind Mykosen der Nägel,
Dermatomykosen - Mykosen der Haut,
Systemische Mykosen - Mykosen der inneren Organe,
Otomykosen - Mykosen des äußeren Gehörgangs,
Keratomykosen - Mykosen der Kornea.
Bis dahin ist die Nomenklatur klar und verständlich. Jedoch bei den Mykosen durch Dermatophyten beginnen bereits die Schwierigkeiten. In Nomenclature of Mycotic Infections or Mycoses ist man zu dem alten Namen Ringworm zurückgekommen (Dermatophytose und Tinea).
Mykosen des behaarten Kopfes werden als ringworm of the scalp (Tinea capitis) bezeichnet.
Mykosen der Haut des Körpers als ringworm of the body (Tinea circinata; Tinea corporis).
In Klammern sind weitere mögliche Bezeichnungen angegeben.
Für Dermatomykosen im Inguinalbereich wird ringworm of the groin (Tinea cruris, Eczema marginatum), für Dermatomykosen an

den Füßen ringworm of the foot (Tinea pedis) und für Nagelpilzerkrankungen durch Dermatophyten ringworm of the nails (Tinea unguium, dermatophytic onychomycosis) vorgeschlagen. Die Dermatomykose des behaarten Kopfes, die als ringworm by trichophyton schoenleini näher gekennzeichnet wird, heißt schlicht Favus (Tinea favosa). Auch für die Mykose ringworm by trichophyton concentricum Tokelau (Tinea imbricata) vorzusehen, muß doch sehr verwirren.
Hautallergien infolge von Dermatophyteninfektionen heißen Dermatophytid und infolge von Hefepilzinfektionen Levurid, während die Mykose durch Hefepilze als yeast infection bezeichnet wird und im französischen den Namen Levurose trägt. In wesentlichen, aber nicht in allen Punkten, sind die Bezeichnungen im Französischen entsprechend. Die Candida-Mykose wird als Candidosis (Candidiasis, Moniliasis) bezeichnet.
Von den übrigen Bezeichnungen sollen in diesem Rahmen nur noch die wichtigsten aufgeführt werden:
Cryptococcosis ist die Infektion durch Cryptococcen,
Torulopsosis (Torulopsidosis) die Infektion durch Torulopsis,
Trichosporosis die Infektion durch Trichosporon,
Pityrosporosis die Infektion durch Pityrosporum Spezies,
Pityriasis versicolor (Tinea versicolor) die Infektion durch Malassezia furfur,
Chromomycosis (Chromoblastomycosis) die Infektion durch Phialophora oder Cladosporium,
Tinea nigra (Skin Cladosporiosis) die Infektion durch Cladosporium,
Blastomycosis (North American Blastomycosis) die Infektion durch Blastomyces dermatitidis,
Coccidioidomycosis (Desert Rheumatism, San Joaquin Valley Fever) die Infektion durch Coccidioides immitis,
Paracoccidioidomycosis (South American Blastomycosis) die Infektion durch Paracoccidioides brasiliensis,
Lobomycosis (Cheloidal Blastomycosis) die Infektion durch Blastomyces Loboi,
Classic Histoplasmosis (American Histoplasmosis) die Infektion durch Histoplasma capsulatum,
African Histoplasmosis die Infektion durch Histoplasma duboisii,

Sporotrichosis die Infektion durch Sporotrichum schenckii, Geotrichosis die Infektion durch Geotrichum Species, Aspergillosis die Infektion durch Aspergillus Species. Von klinisch tätigen Mykologen wird bedauert, daß es zwar gelungen ist, eine international anerkannte, aber in vielen Punkten vom bisher geübten Sprachgebrauch abweichende Absprache zu treffen. Die Nomenklatur wird sich bei den Ärzten in der Praxis nur sehr schwer durchsetzen lassen. Viele sprechen ihre eigene mykologische Sprache. Leider wird diese jedoch nicht immer von allen verstanden, so daß manchmal große Verwirrung herrscht.
Unser Vorschlag folgt den Empfehlungen dahingehend, Mykosen der Haut als Dermatomykosen und nach der befallenen Körperregion zu benennen. Der wissenschaftliche Name wird erst bei abgeschlossener Diagnose hinzugefügt. Auch dieser Vorschlag ist noch nicht geeignet, alle Probleme befriedigend zu lösen. In der mykologischen Systematik gibt es z.B. imperfekte Formen, die keine sexuell differenzierten Sporen bilden können. Sie tragen einen anderen Speziesnamen als die perfekten Formen. So führen die perfekten Stadien der Mikrosporonarten die Speziesbezeichnung Nannizzia.

1.5 Diagnose

Bei klinischem Verdacht auf Vorliegen einer Mykose an der Haut sprechen wir von einer Dermatomykose unter Hinzufügung der Körperstelle, an der die Pilze gefunden werden. Beispiele: Dermatomycosis capitis, corporis, pedis, pedum, manus, manuum usw.
Bei klinischem Verdacht auf Vorliegen einer Mykose, noch vor Beginn der Untersuchung auf Pilze, steht die Untersuchung im Kobaltgefilterten UV-Licht. Diese sogenannte Woodlicht-Untersuchung ermöglicht schnell und ohne großen Aufwand die Untersuchung bei einigen weit verbreiteten Mykosen. Dieses Verfahren macht aber die nachfolgende mikroskopische und kulturelle Untersuchung keineswegs überflüssig, erleichtert jedoch große Reihenuntersuchungen. Sie ist ein mykologisches Screeningverfahren. Selbst bei geringen,

makroskopisch noch nicht deutlichen, krankhaften Veränderungen kann es zu einer typischen Fluoreszenz kommen.

	Fluoreszenz
Mikrosporie	– grün, blaugrün
Favus	– grau, graugelb
Pityriasis versicolor	– gelbgrün
Erythrasma	– ziegelrot

1.6 Materialgewinnung

Zur exakten Diagnosestellung sind die mikroskopische Untersuchung im Nativpräparat und das Anlegen einer Kultur erforderlich. Die Materialentnahme ist abhängig von dem Untersuchungsort der menschlichen Haut, den Haaren, den Nägeln, der Schleimhaut, den inneren Organen, dem Blut oder dem Liquor. Die Erfolgsquote bei der Beurteilung des Nativpräparats steht in direkter Beziehung zur Entnahmetechnik (Tabelle 1).

Die Abnahme des Untersuchungsmaterials von der Haut, den Haaren oder den Nägeln erfolgt gezielt mit einem stumpfen Skalpell, einem scharfen Löffel oder auch mit Pinzette und Schere. Vorausset-

Tabelle 1. Materialentnahme

Hautschuppen
Haare
Nägel
Vaginalsekret, Vulvaabstrich
Abklatschkultur vom Penis
Urinsediment
Mundhöhle
Zahnprothese
Rachen, Speiseröhre, Magen
Faeces
Sputum
Bronchialsekret
Liquor und Blut

zung für den Erfolg ist, daß für die Gewinnung ein steriles Instrumentarium zur Verfügung steht. Die Entnahmestelle wird mit 70%igem Alkohol (Äthyl- oder Isopropyl-Alkohol) von oberflächlichen Auflagerungen wie Schmutz, Krustenbildungen und Anflugkeimen weitgehend befreit, um die Beurteilung im Nativpräparat zu erleichtern und das kulturelle Wachstum der Pilze nicht unnötig zu erschweren. Bei Verdacht auf Vorliegen einer Mykose an der Haut wird man in der Randzone des Geschehens leichter zum Erfolg kommen als im Zentrum mit der beginnenden zentralen Abheilung. Die groben Schuppen werden verworfen, und das verdächtige Material wird vorsichtig abgelöst und in einem sterilen Gefäß aufgefangen.

Bei der Materialgewinnung vom behaarten Kopf oder anderen behaarten Körperstellen empfiehlt es sich, nicht einfach Haare aus dem mykoseverdächtigen Bezirk zu zupfen oder abzuschneiden, sondern der Erfolg ist am besten aus stehengebliebenen Haarstümpfen gewährleistet. In stark verunreinigten Bezirken ist besondere Sorgfalt geboten, um ein Wachstum in der Kultur nicht zu gefährden. Das gilt im gleichen Maße für die Untersuchung von Tierhaaren.

Bei der Untersuchung der Nägel ist darauf zu achten, ob die Nagelplatte, der darunter liegende Anteil, das Hyponychium oder das Paronychium befallen sind. Es genügt nicht, ein Stück des Nagels zu entfernen und zu untersuchen, sondern es gilt, möglichst verdächtiges Gewebe zu gewinnen. Deshalb muß man bis zum Ort des Geschehens vordringen und dort feine Nagelschüppchen entnehmen. Bei Befall des Paronychiums ist das pilzverdächtige Material leicht mit einer aufgebogenen Impföse zu erreichen. Operativ entferntes Nagelmaterial ist zwar sorgfältig zu reinigen, darf aber nicht in Formalin gelegt werden.

An der Schleimhaut des Mundes kann das Untersuchungsmaterial mit einer Impföse oder einem sterilen Abstrichtupfer gewonnen werden. Das Gleiche gilt auch für den Abstrich von der Vulva oder vom Penis.

Besondere Probleme schafft die Untersuchung mykoseverdächtigen Materials der Atemwege. Das Sputum ist leicht Verunreinigungen ausgesetzt. Deshalb muß die Mundhöhle sorgfältig gereinigt werden, und es ist zweckmäßig, die Untersuchung mehrfach an aufein-

anderfolgenden Tagen durchzuführen. Das Bronchialsekret zur mykologischen Untersuchung wird einfach und direkt durch eine Bronchoskopie gewonnen.
Handelt es sich um Untersuchungsmaterial aus tieferen Gewebeschichten besteht immer die Gefahr der Verunreinigung durch Anflugkeime, Bakterien und Pilze, die dann nicht vom eigentlichen Untersuchungsort stammen, sondern auf dem Wege einer unsachgemäßen Entnahmetechnik von der Haut oder der Schleimhaut hinzugekommen sind. Diese Gefahren lassen sich weitgehend durch eine gründliche Desinfektion der Haut und vorangegangene Behandlung der Schleimhaut vermeiden.
Zur mykologischen Urindiagnostik wird die Untersuchung des Mittelstrahlurins, des Katheterurins oder des durch Blasenpunktion gewonnenen Urins empfohlen.

1.7 Nativpräparat

Ist das auf diese Weise erhaltene mykoseverdächtige Material bereit, so wird ein Teil davon auf einen Objektträger mit einem Tropfen 10-30%iger Kalilauge gegeben. Nach Aufbringen eines Deckglases wird der Objektträger über einer Flamme leicht erwärmt, um eine rasche Auflösung der Hornsubstanz zu erreichen. Das kann, je nach Beschaffenheit des Untersuchungsmaterials in 10 min oder auch erst in einigen Stunden möglich sein. Wenn statt der Kalilauge Tetraäthylammoniumhydroxid verwandt wird, ist die mikroskopische Untersuchung schon in der Regel nach wenigen Minuten möglich.
Zunächst wird das Präparat bei schwacher Vergrößerung durchmustert, um einen Überblick zu bekommen. Wenn dann Pilzfäden auftauchen, ist die Betrachtung bei 100- bis 400-facher Vergrößerung angezeigt. Pilzfäden lassen sich leicht ausmachen, während Sproßzellen bei der Untersuchung von Hauthaaren oder Nagelmaterial weit weniger gut zu erkennen sind. Im Untersuchungsmaterial von Hautschuppen sieht man nach Aufbringen der Kalilauge gelegentlich myzelähnliche Strukturen, die als Mosaikfungi bezeichnet werden. Diese Strukturen können dem Anfänger manchmal Myzelien

vortäuschen. Im Gegensatz zum Myzel weisen diese Artefakte jedoch keine Septierung und keine echte Verzweigung auf. Bei Aufbewahrung über einen längeren Zeitraum, unter Umständen bis zum nächsten Tag, lösen sich diese Gebilde wieder auf, während echte Myzelien erhalten bleiben (Abb. 3, S. 23).

Färbeverfahren bei der Untersuchung im Nativpräparat sind die Methylenblaufärbung und die Färbung mit Parker-Tinte. Bei der Methylenblaufärbung wird ein Tropfen Sekret mit einem Tropfen gesättigter Methylenblaulösung auf dem Objektträger zusammengebracht, und auch bei der Färbung mit Parker-Tinte wird auf dem Objektträger ein Tropfen Parker-Tinte zu dem Untersuchungspräparat hinzugegeben. Das mikroskopische Bild wird dadurch zwar farbig und kontrastreicher, jedoch erfordert die Methode in der Routineuntersuchung mehr Aufwand und bringt keine höhere Ausbeute.

Daneben gibt es noch eine Reihe anderer Färbeverfahren in der Mykologie.

Das Tuscheverfahren nach Burri dient der Darstellung der Schleimkapsel von Cryptococcus neoformans, die strahlendhell auf dunklem Untergrund sichtbar wird.

Bei der Giemsafärbung erscheinen die Pilzelemente und Zellkerne blauviolett, während das Zytoplasma körpereigener Zellen rosarot wird und die Kapseln ungefärbt bleiben.

Die Gramfärbung läßt besonders Sproßzellen, aber auch andere Pilzelemente blauviolett erscheinen, während die Körperzellen rosa-orange sind.

Bei der Perjodsäure-Schiff (PAS)-Färbung nach Gridley findet man rote Pilzelemente auf zartgrünem Untergrund, und die Methenaminsilbernitratfärbung nach Grocott-Gomori läßt mattrosa, schwarz umrandete Pilze auf blaßgrünem Hintergrund erscheinen.

1.8 Pilzkultur

Die Anzüchtung von Pilzen in der Kultur stellt die grundlegende Voraussetzung für ihre genaue Bestimmung dar. Aus diesem Grunde wird der zweite Teil des Entnahmematerials auf einen Nährboden gebracht. Der mikroskopische Nachweis von Pilzen im Nativpräparat erlaubt nur die Feststellung, daß eine Mykose vorliegt. Eine weitere Differenzierung ist jedoch weder allein nach dem klinischen Bild noch nach dem mikroskopischen Nachweis möglich. Das Anlegen einer Kultur ist unumgänglich, um eine Zuordnung der Pilze zu Dermatophyten, Hefen oder Schimmelpilzen und sonstigen zu ermöglichen.

Die für die Pilzdiagnostik geeigneten Nährböden besitzen Pepton als Stickstoffquelle und Glukose sowie Natriumchlorid zur Erzielung einer gewissen Isotonie. Diese Grundsubstanzen genügen im allgemeinen den Ansprüchen der Pilze. Der pH-Bereich bewegt sich in der Regel im schwachsauren Milieu. Durch verschiedene Zusätze kann es gelingen, das Wachstum der Pilze in bestimmte Richtungen zu lenken. Für die Artbestimmung wesentliche Merkmale können auf diese Weise entweder hervorgehoben werden oder auch in bestimmten Fällen wiederum unterdrückt werden. So ist es möglich, durch die Wahl differenzierter Nährböden eine sehr aufwendige Diagnostik zu betreiben. Im allgemeinen genügen jedoch wenige im Handel erhältliche Nährböden, um den Ansprüchen, die in der Praxis gestellt werden, Rechnung zu tragen.

Am besten bekannt und am meisten verbreitet sind die Pilznährböden Sabouraud-Glucose-Agar und Kimmig-Agar. Der Sabouraud-Glucose-Agar enthielt im Originalrezept 4% Glucose, jetzt wird er auch mit 2% Glucose hergestellt. Außerdem werden diesem Nährboden 1% Pepton, 2% Agar und Aqua dest. bei einem pH-Wert von 5,6 zugesetzt.

Der Kimmig-Agar enthält 1% Glucose, 0,5% Pepton, 0,5% NaCl, 1% einer Nährbouillon und 3% Faden-Agar.

Der Sabouraud-Glucose-Agar ist ein Universal-Medium zur Züchtung und Differenzierung pathogener Pilze, ebenso wie der Kimmig-Agar, wobei der Unterschied im wesentlichen im Glucosegehalt begründet ist. Der Sabouraud-Dextrose-Agar begünstigt das Pleomorphwerden der Kulturen und auch die Pigmentbildung. Daher ist er besonders für Subkulturen geeignet, wenn primär keine eindeutige Identifizierung möglich ist.

Die größte Gefahr bei der Anzüchtung von Pilzen besteht darin, daß Verunreinigungen durch Schimmelpilze die Diagnostik erschweren können. Es kann leicht zu einem Überwuchern durch die im Wachstum überlegenen Schimmelpilze gegenüber den langsamer wachsenden Dermatophyten kommen. Deshalb wird schon bei der Routineuntersuchung einigen Nährböden Cycloheximid zugesetzt, das aber wiederum in der Lage ist, auch andere Pilze wie Aspergillus fumigatus, Candida krusei, Candida parapsilosis, Candida tropicalis und Cryptococcus neoformans in ihrem Wachstum zu hemmen. Das muß der mykologisch Interessierte wissen und bei der Wahl des Nährbodens berücksichtigen.

Wünschenswert ist daher eine kulturelle Anzüchtung auf einem cycloheximidfreien und einem cycloheximidhaltigen Nährboden nebeneinander.

Eine weitere Gefahr für Pilzkulturen und damit Beachtung verdient auch die Verunreinigung durch Bakterien. Deshalb werden den Nährböden Penicillin, Streptomycin, Chloramphenicol oder andere antibakterielle Antibiotika zugesetzt. Diese sollen zwar das Bakterienwachstum unterdrücken, dürfen aber die Pilze nach Möglichkeit nicht in ihrer Entwicklung ungünstig beeinflussen. Zur Anzüchtung von Dermatophyten hat sich besonders ein Glukose-Pepton-Agar mit Cycloheximid-, Chloramphenicol- und Doxycyclinzusatz bewährt.

Es gibt heute eine große Anzahl von sehr speziellen Nährböden, die weitere Aussagen über bestimmte Pilze erlauben, die Differenzierungen ermöglichen oder auch bestimmte Wuchsformen wie Sporenbildung, Chlamydosporenbildung oder Pigmentbildung anregen. In diesem Rahmen sollen jedoch nicht alle diese Nährböden in ihrer Zusammensetzung aufgezählt werden. Wichtig ist noch der sogenannte Reis-Agar, der zur weiteren Identifizierung von Hefen nützlich ist. Nach der Anzüchtung der Pilze auf einem der vorgenannten Nährböden wird eine Überimpfung auf einen Reisagar vorgenommen. Das Material wird dünn ausgestrichen, und Deckgläser werden auf die Impfstriche gelegt. Die Anzüchtung erfolgt bei Zimmertemperatur. Bei höheren Temperaturen treten die charakteristischen Wuchsformen nicht oder nur verzögert auf. Die Ablesung ist schon nach 24–48 Std möglich. Dann sieht man Pseudomyzelbildung, echtes Myzel und die für Candida-albicans typischen Chlamydosporen. Auf diese Weise gelingt es, Candida albicans von anderen Candida-Arten zu trennen. Lediglich Candida stellatoidea bildet ähnliche Chlamydosporen.

Die exakte Identifizierung eines Pilzes macht immer die Abgrenzung von anderen Arten notwendig. Für die Bestimmung von Hefen werden in weiteren Untersuchungsgängen die Fermentation und die Assimilation herangezogen. Bei der Fermentation werden in einem Durham-Röhrchen einer Nährlösung 5 Standard-Zucker zugesetzt (Glucose, Galactose, Saccharose, Maltose und Lactose), und nach Aufbewahrung bei 37 °C erfolgt die Ablesung nach 24-48 Std. Bei der Prüfung der Stickstoff-Assimilation werden die Wuchshöfe nach Beschickung mit Pepton und Kaliumnitrat untersucht. Zur Feststellung der Zuckerassimilation werden die gleichen 5 Standard-Zucker, wie oben aufgeführt, verwandt. Die Auswertung erfolgt nach 48 Std und Aufbewahrung bei Raumtemperatur.

Die Untersuchungen anderer Stoffwechselleistungen, die Pathogenitätsprüfungen und serologischen Untersuchungen stellen weitere Schritte und damit wichtige Hilfen bei der Identifizierung der Pilze dar. Jedoch sollen sie in diesem Rahmen nicht weiter berücksichtigt werden.

Die mikroskopische Untersuchung der Pilzkulturen gelingt nicht immer auf Anhieb, weil Pilzzellen und Vermehrungsorgane beschädigt werden können. Die Objektglaskultur nach Riddell macht es möglich, die kulturelle Anzüchtung der Pilze mit der einwandfreien mikroskopischen Kontrolle zu verbinden. Auch die Ito-Refai-Kultur erlaubt eine weitergehende Differenzierung nach mikromorphologischen Kriterien. Mit einer sterilen Öse wird ein Agarstück ausgeschnitten und verworfen. Die Schnittkanten werden beimpft und darüber teilweise ein Deckglas aufgelegt. Durch diese Technik wird das fruktifikative Myzel senkrecht zur optischen Achse gebracht. Die Erkennung der Sporen und ihre Anordnung erleichtern auf diese Weise die Gattungs- und Artdifferenzierung.

Die Anzüchtung der Pilze bereitet im allgemeinen wenig Probleme. Einige Empfehlungen können jedoch dazu beitragen, weit bessere Ergebnisse bei der Anzüchtung der Mikroorganismen zu gewährleisten. Dazu gehören der Schutz der Kulturen vor direkter Sonnenbestrahlung, Schmutz, Staub und Anflugkeimen. Schränke aus Metall mit Glaswänden bieten von außen eine gute Übersicht und gleichzeitig Schutz vor all diesen Gefahren. In der Regel ist eine Aufbewahrung der Kulturen bei Zimmertemperatur völlig ausreichend. Bei Verdacht auf Bestehen einer Organmykose ist jedoch die Anzüchtung der Pilze bei 37 °C notwendig, während das Wachstum der Pilze, die von der Haut oder ihren Anhangsorganen stammen, hingegen bei 37 °C stark eingeschränkt ist. Dermatophyten haben eine optimale Temperatur für ihr Wachstum, die bei 28-30 °C liegt. Jedoch ist dieser Vorteil gegenüber der Raumtemperatur nicht entscheidend.

Die Wachstumsdauer in der Kultur ist bei den verschiedenen Pilzen unterschiedlich. Dermatophyten benötigen 10-14-21 Tage und in Ausnahmefällen auch länger. Hefen wachsen dagegen schon nach 24-48 Std, während Schimmelpilze unterschiedlich rasch wachsen und im Durchschnitt 2-3-5-7 Tage benötigen. In Ausnahmefällen können sie sich auch erst nach 3-4 Wochen entwickeln.

Auf verschiedenen Nährböden entwickeln Pilze auch ein unterschiedliches Aussehen. Durch vielgestaltige Wuchsformen erschweren sie häufig ihre eindeutige Zuordnung. Es gilt daher unverändert der Ausspruch: ‚gleiche Pilze können verschieden, verschiedene Pilze können gleich aussehen'.

Weitere Bedeutung für die Identifizierung hat auch die Pigmentbildung, die sowohl das Luftmyzel als auch das Myzel im Substrat betreffen kann. Die Pigmentbildung ist zwar in vielen Fällen ein wichtiger Hinweis, jedoch erlaubt sie keine eindeutige Differenzierung, da sie in manchen Fällen nur angedeutet sein kann oder auch ganz unterbleibt.

Sehr viel sicherer und damit entscheidend ist die Identifizierung der Pilze nach ihren Fruktifikationsorganen. Die Ausbildung sexueller Fruchtformen ermöglicht die Einordnung in ein natürliches Klassifizierungssystem. Die asexuellen Furchtformen oder Nebenfruchtformen erlauben in der Regel die Abgrenzung (Differenzierung) der verschiedenen Pilze. Für die Dermatophyten und eine Reihe von Schimmelpilzen sind die Mikrokonidien und die Makrokonidien entscheidend. Sie können unmittelbar aus den Hyphen hervorgehen oder an Stielen sitzen. Sie sind nach Rieth glatt oder rauh, längs- oder querseptiert, zugespitzt oder abgeplattet, keulenförmig, spindelförmig, walzenförmig, bizarr mißgestaltet, rundlich, oval, birnenförmig oder bananenförmig. Diese Aufzählung soll nur den Formenreichtum dieser Konidien andeuten.

Die normalen Vegetationskörper der Hefen sind die Blastosporen. Sie können sich durch Sproßzellbildung vermehren. Aus der Mutterzelle entwickelt sich die Tochterzelle und wird ihr dann gleich. Die Blastosporen können rund, kurz oval, lang oval oder langgestreckt sein. Außerdem gibt es dreieckige, spitzbogenförmige und flaschenförmige Sproßzellen. Als Pseudomyzel bezeichnet man aneinander gereihte, hängengebliebene Blastosporen, die einem echten Myzel ähnlich sehen können. Die Identifizierung der Pilze wird durch Vergleichskulturen erleichtert. Deshalb ist das Anlegen einer solchen Stammsammlung von Pilzen empfehlenswert. Nach einiger Übung gelingt es, die häufig vorkommenden Pilze in ihren charakteristischen Wuchsformen auf Anhieb zu erkennen und von ähnlich aussehenden abzugrenzen.

Die Stammhaltung, die Sammlung von Pilzen, ist auch unter dem Namen Mykothek bekannt. Sie erfordert ein eher nährstoffarmes Angebot, um ein allzu üppiges Wachstum zu unterdrücken und die typischen Merkmale zu fördern. Auch niedrige Temperaturen begünstigen das erwünschte, verzögerte, aber charakteristische Wachstum der Pilze.

1.9 Dermatomykosen

Die Einteilung der Dermatomykosen ist nicht immer ganz einfach und führt leicht zu nichtbeabsichtigten Verwirrungen. Wenn klinisch der Verdacht auf Vorliegen einer Mykose der Haut besteht, sprechen wir von Dermatomykose und fügen die Lokalisation hinzu, an der wir den Pilz vermuten und finden.

2 Dermatophytosen

Von dem Begriff der Dermatomykose ist streng der Begriff der Dermatophytose zu trennen. Obwohl sie ähnlich klingen und daher leicht zu verwechseln sind, ist die Bezeichnung Dermatophytose nur gerechtfertigt, wenn es sich nach der kulturellen Differenzierung gemäß dem DHS-Schema um eine Erkrankung durch Dermatophyten handelt. Zu den Dermatophyten werden die Gattungen Mikrosporon, Trichophyton, Epidermophyton und Trichophyton ajelloi, früher Keratinomyces, gerechnet. Weist man Mikrosporon-Pilze nach, so spricht man von einer Mikrosporie, bei Nachweis von Trichophyten von einer Trichophytie und bei Vorliegen von Epidermophyton floccosum, dem einzigen Vertreter dieser Gattung, von einer Epidermophytie. Unter Keratinomykose verstand man die Erkrankung durch Keratinomyces ajelloi, die heute auch unter dem Begriff Trichophytie eingereiht werden muß.

2.1 Mikrosporie

Es gibt nun Mykosen, deren Vorkommen in Westeuropa im Laufe der Jahre eher abgenommen hat, während andere dagegen für die Klinik und Praxis eine enorme und noch wachsende Bedeutung erlangt haben. Die Mikrosporie war bis vor kurzem eine meldepflichtige Erkrankung, die in der klassischen Form durch Mikrosporon audouinii hervorgerufen, sich besonders auf den behaarten Köpfen von Kindern fand. Heute ist diese Erkrankung sehr viel seltener geworden, zum einen dank schneller prophylaktischer Maßnahmen, zum anderen ist sie therapeutisch rasch zu beseitigen, und die Haare wachsen gut wieder nach. Werden auch Mikrosporiefälle selten beobachtet, so muß doch die Dunkelziffer höher angesetzt werden. Viele Ärzte werden die Diagnose nicht stellen, da ihnen die diagnostischen Mittel, wie Woodlicht, Nativ-Präparat und Kultur fehlen, und die klinisch vermutete oder auch festgestellte Mykose mit den heute im Handel erhältlichen polyvalenten, d. h. gegen Dermatophyten, Hefepilze, Schimmelpilze und zum Teil auch gegen grampositive Bakterien gerichteten Antimykotika angegangen werden kann.

2.1.1 Epidemiologie

Die klinische Diagnose einer Mikrosporie ist im Initialstadium nicht immer leicht zu stellen und gibt nicht selten Anlaß zu Verwechslungen mit den superfiziellen Trichophytien. Mikrosporon audouinii-Infektionen traten früher in Endemien und Epidemien in Schulen, Kinderheimen und Waisenhäusern auf und waren dort sehr gefürchtet. In der Regel wird dieser Erreger von Mensch zu Mensch direkt oder über Gebrauchsartikel wie Kämme, Bürsten, Handtücher, Haarschneidemaschinen oder Mützen und Hüte übertragen. Mikrosporon audouinii gilt als die am weitest verbreitetste Art in allen Ländern mit gemäßigtem Klima.

2.1.2 Klinik

Die Mikrosporie ist als hoch ansteckungsfähige Erkrankung anzusehen. Die Infektionen sind jedoch weniger entzündlicher Natur als andere durch animale und geophile Mikrosporon-Arten hervorgerufene Erkrankungen. Man findet ein Abbrechen der Haare und eine feine puderförmige Schuppung der Kopfhaut an umschriebenen Stellen. Mikrosporieherde besitzen häufig eine charakteristische runde bis ovale Form. Da die Haare gleichmäßig abgebrochen sind, hat sich der Vergleich mit einer abgemähten Wiese aufgedrängt. In der Regel findet man nur die mit feiner Schuppung bedeckten Haarstümpfe, die als mit Mehl bestäubt bezeichnet wurden. Zeichen einer entzündlichen Reaktion der Kopfhaut fehlen. Jenseits der Pubertät sind Mikrosporon audouinii-Infektionen ausgesprochen selten. Auffällig ist die Beobachtung, daß Knaben häufiger als Mädchen betroffen sind. Das Überwiegen des Befalls von Knabenköpfen wird auf die kürzere Haartracht und den damit verbundenen leichteren Kontakt der Pilzsporen mit der Kopfhaut bzw. den Haaren zurückgeführt (Abb. 4, S. 23).

2.1.3 Pathologie

Eindrucksvolle Erkenntnisse von den pathologischen Veränderungen bei der Mikrosporon-Infektion vermitteln die experimentellen Untersuchungen von Kligman. Anfänglich besiedeln die Pilze lediglich den Follikeltrichter und sind erst vom 6. bis 7. Tag an im Haar nachweisbar. Etwa 6 Tage nach der Infektion fällt eine Fluoreszenz im Woodlicht auf, die nach 14 Tagen die Höhe des Follikelostiums erreicht hat und dann auch bei der klinischen Untersuchung nachzuweisen ist. Der Bulbus und die distal gelegene, knapp ein Millimeter breite, keratogene Zone – ein kernhaltiger Saum mit Transformation der Matrixzellen in das ausdifferenzierte Haarkeratin – wird nie von Mikrosporon audouinii befallen. Kligman beobachtete nach Inokulation rundliche Effloreszenzen mit zentrifugaler Wachstumstendenz bzw. einen isolierten Follikelbefall bei klinisch im wesentlichen unauffälligem Befund. Nach etwa 2–3 Wochen beginnen die Haare abzubrechen und bieten das typische Bild der 2–5 mm langen Haarstümpfe, die dann mit einer grau-weißen Sporenmanschette umscheidet sind.

Abb. 1 u. 2. Hyphen, Myzel. Rasterelektronenmikroskopische Darstellung

Abb. 3. Darstellung von Pilzen im Nativpräparat nach Anwendung von Tetraäthylammoniumhydroxid

Abb. 4. Mikrosporie des behaarten Kopfes durch Mikrosporon audouinii

Abb. 5. Mikrosporie einer Katze durch M. canis

Abb. 6 u. 7. Mikrosporie bei einem jungen Mädchen durch M. canis

Abb. 8. Darstellung von Makrokonidien M. canis

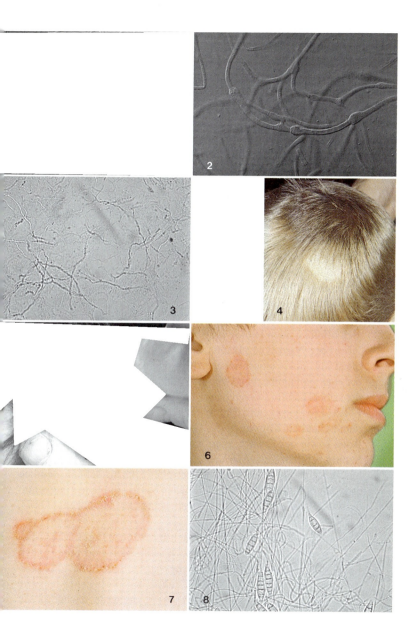

Nur wachsende Haare werden betroffen, so daß die Infektion mit dem Übergang in das Kolbenhaar aufhört. Von einigen Autoren wird die Spontanheilung der Mikrosporie mit einer pH-Verschiebung auf der Kopfhaut zur sauren Seite hin begründet, während andere dieses spontan einsetzende Sistieren der Erkrankung auf die vermehrte Produktion antimyzetisch wirkender Fettsäuren durch die Talgdrüsen zurückführen. Kligman und Ginsberg konnten aufgrund ihrer Untersuchungen einen entscheidenden Einfluß der Fettsäuren auf das Wachstum der Pilze ausschließen. Von anderen Autoren wird die Spontanheilung in der Pubertät mit einer Zunahme des Umfangs und der Festigkeit des Haares erklärt.

Zunehmende Bedeutung gewinnen die Infektionen durch Mikrosporon canis, bei denen vor allem Tiere als Ausgang für die Erkrankung beim Menschen angesehen werden. Die Übertragung von Mensch zu Mensch, wie sie bei Infektionen durch Mikrosporon audouinii die Regel ist, bleibt in diesen Fällen die Ausnahme. Als dominierende Infektionsquelle für Mikrosporon canis-Infektionen sind Katzen und andere kleine wie große Tiere anzusehen, die einen besonders engen Kontakt mit den Menschen haben. Seltener kommen offenbar auch Hunde als Überträger in Frage, obwohl sie dieser Pilzart den Namen gegeben haben. Die Mikrosporie beschränkt sich meist auf einen umschriebenen Personenkreis, häufig Kinder aus der eigenen Familie, von Freunden oder Bekannten, die Kontakt mit denselben Lieblingstieren haben (Abb. 5, S. 23).

Für Mikrosporon canis-Erkrankungen gilt, daß bei Kindern neben dem behaarten Kopf auch das Gesicht, die Arme, der Hals und die Brust sowie bei Erwachsenen vorwiegend auch die Arme und der Stamm befallen sind (Abb. 6, S. 23). Zu Beginn der Krankheit stehen häufig kleine Papeln, die sich zur Peripherie hin ausdehnen, deutlich randbetont und oft stark entzündlicher Natur sind. Die Hautveränderungen haben die Tendenz, sich selbst zu begrenzen (Abb. 7, S. 23).

Vereinzelt beobachten wir heute auch Infektionen durch Mikrosporon gypseum, die jedoch immer noch sehr selten sind und in allen Ländern aus epidemiologischer Sicht weit an Bedeutung zurücktreten. Dieser Erreger ist für das Entstehen der Gärtner-Mikrosporie verantwortlich, da er nicht selten aus Gartenerde nachgewiesen wird.

Die anthropophilen Mikrosporon-Arten (M. audouinii, M. ferrugineum, M. japonicum) zeichnen sich durch eine starke Infektionsfähigkeit, große Ausdehnung der Effloreszenzen, lange Persistenz der Infektion und relativ geringe entzündliche Reaktionen aus. Demgegenüber induzieren Mikrosporon canis und Mikrosporon gypseum bei einer deutlichen Entzündungsreaktion eine starke Abwehr des Organismus, woraus sich die bessere Spontanheilung der animalen Mikrosporien erklärt. Die erstaunliche Übereinstimmung der klinischen Befunde bei Infektionen mit Mikrosporon canis und Mikrosporon distortum versucht man damit zu erklären, daß letztere Art als Mutante der ersten angesehen wird. Mykologisch läßt sich der Pilz jedoch durch die bizarr gestalteten Makrokonidien abgrenzen.
Die Mikrosporie befällt nicht nur den behaarten Kopf, sondern wird auch an der übrigen Haut, in den Wimpern, Augenbrauen und im Bartbereich gefunden. Selten jedoch sind Mikrosporon-Arten für die Infektion von Nägeln verantwortlich.

2.1.4 Woodlichtuntersuchung

Der erste Nachweis im Woodlicht bei 365 nm gelingt nicht immer, jedoch kann bei Infektionsüberträgern zu diesem Zeitpunkt häufig eine diskrete Fluoreszenz nachgewiesen werden. So findet man beim Tier im Bereich einer gelichteten Stelle im Fell eine Fluoreszenz der Haarstümpfe in Höhe der Follikelmündung. Bei Befall mit Mikrosporon audouinii, Mikrosporon canis und Mikrosporon distortum ist die Fluoreszenz eher grünlich. Eine unspezifische Fluoreszenz kann auf Rückstände im Haar oder fluoreszierende Substanzen zurückzuführen sein, die in Kosmetika und Waschmitteln enthalten sein können. Nach erfolgreicher Therapie erlischt die Fluoreszenz im Bereich der Effloreszenzen.

2.1.5 Mikroskopischer Befund und Kultur

Bei der mikroskopischen Untersuchung im Nativpräparat ist die Sporenmanschette typisch. In der Kultur zeigt Mikrosporon audouinii einen grau-weißen, teils bräunlich tingierten Farbton, während die Kulturen von Mikrosporon canis ein feines, strahliges bis wolliges Wachstum von weißem und gelblichem Luftmyzel aufweisen und Mikrosporon gypseum eine typisch sandfarbene, körnige Oberfläche hat. Charakteristisch für die mikroskopische Untersuchung der Kulturpräparate sind jedoch die mehrfach septierten spindelförmigen Makrokonidien, die als Beweis für das Vorliegen einer Mikrosporie in der Praxis genügen (Abb. 8, S. 23; Abb. 9, S. 33).

Heute werden 16 Arten von Mikrosporon anerkannt. Die Aufnahme bestimmter Arten und ihre Zugehörigkeit zu einer Gattung kann durch neuere Untersuchungen überholt sein und sich ändern. Die typischen mikroskopischen Bilder der drei wichtigsten Vertreter der Gattung Mikrosporon werden in Anlehnung an die Beschreibung von Seeliger und Heymer wie folgt dargestellt:

Mikrosporon Audouinii. Das Entstehen der Makrokonidien ist eher spärlich und kann manchmal ausbleiben. Ihre Form ist deformiert und weist Einschnürungen und sichelförmige Krümmungen auf. Die Länge der Spindeln wird mit 30-90 µm, ihre Breite mit 8-20 µm angegeben. Die Oberfläche der Makrokonidien ist glatt und rauht sich nach den Polen hin jedoch auf. Die Aufteilung erfolgt in 2-8 Kammern.

Mikrosporon Canis. Spindelförmige Makrokonidien mit Einschnürungen unterhalb der Pole werden reichlich gebildet. Ihre Oberfläche ist deutlich kräftiger und weist Vorwölbungen auf. Die Länge der Makrokonidien reicht von 60-125 µm, ihre Breite von 10-15 µm. Die Anzahl der Kammern schwankt zwischen 5-12.

Mikrosporon Gypseum. Die Makrokonidien sind reichlich vorhanden. Sie erscheinen dünnwandig und besitzen ebenfalls die typische Spindelform. Man findet 5-6 Kammern. Die Länge der Makrokonidien reicht von 25-60 µm, ihre Breite wird mit 7,5-16 µm beschrieben.

Auf die eingehende Darstellung weiterer Arten aus der Gattung der Mikrosporonpilze wie
M. cookei, M. distortum, M. equinum, M. langeronii,
M. ferrugineum, M. nanum, M. persicolor,

M. rivalieri, M. vanbreuseghemii wird in diesem Rahmen bewußt verzichtet. Es ist bekannt, daß mikrosporonhaltige Hautschuppen und Haare selbst nach mehr als einem Jahr noch infektionsfähig sind, obwohl die Züchtung in der Kultur dann in der Regel nicht mehr gelingt. Bei der mykologischen Diagnose müssen auch kombinierte Pilzinfektionen berücksichtigt werden. So wird von Mischinfektionen der Mikrosporon-Arten mit Trichophyton-Pilzen berichtet, die sowohl an einer Stelle als auch an verschiedenen Lokalisationen klinisch gleiche Veränderungen bieten können.

2.1.6 Differentialdiagnose

Ohne Wachstum in der Kultur gelingt in der überwiegenden Zahl der Fälle auch auf Grund des klinischen Bildes, des mikroskopischen Pilzbefundes am Haar und der Woodlicht-Fluoreszenz eine weitgehend zuverlässige Abgrenzung der epidemiologisch wichtigen Mikrosporon-Infektionen von anderen durch Dermatophyten verursachten Erkrankungen. Differentialdiagnostisch müssen bei der Mikrosporia capillitii auch Favus, Trichophytia superficialis, Alopecia areata, Alopecia atrophicans, Pityriasis simplex, seborrhoisches Ekzem, Folliculitis und Psoriasis vulgaris in Erwägung gezogen werden.

2.1.7 Therapie

Die früher angewandte Epilation der Haare ist heute aufgegeben worden. Die Röntgenepilation kann als obsolet angesehen werden. Die Entfernung der Haare mit der Pinzette gelingt nur bei stark entzündlichen Reaktionen des Follikels, da die befallenen Haare oder Haarstümpfe leicht in der Höhe der Follikelmündung brechen können. Unbestritten bleibt jedoch das konsequente Schneiden der Haare, das die Therapie sinnvoll zu unterstützen vermag.

2.2 Krankheitsbilder durch Trichophyten

Folgerichtig sind alle Erkrankungen, die durch Pilze der Gattung Trichophyton hervorgerufen werden, als Trichophytien zu bezeichnen. Das gilt nicht nur für den behaarten Kopf und die Lanugo behaarte Haut, sondern auch für Mykosen der Handinnenflächen und Fußsohlen sowie der Nägel, wenn die Bezeichnungen auch in diesen Fällen nicht üblich sind und der Übersetzung des Wortes Trichophytie (an Haare gebunden) nicht entsprechen. Voraussetzung bleibt allerdings, daß Trichophyten die Ursache der Mykose sind. Gegenwärtig sind 21 verschiedene Trichophyton-Arten bekannt.

2.2.1 Favus

Der Favus, früher Erbgrind genannt, steht als Pilzinfektion am Beginn der Geschichte der Mykologie (1836-1839). Der Name Erbgrind wird von der Beobachtung abgeleitet, daß diese früher gefürchtete Erkrankung auf einige Familien beschränkt blieb, deren Mitglieder, vornehmlich die Kinder, in schlechten sozialen und hygienischen Verhältnissen lebten. Aufgrund dieser Beobachtungen und der Tatsache, daß die Infektiosität des Erregers offenbar geringer ist als bei anderen Pilzen, dachte man an eine Erbkrankheit, obwohl ein Pilz als Ursache längst bekannt war, der heute den Namen Trichophyton schönleinii trägt. Auch die Pilze Trichopython violaceum und Mikrosporon gypseum sollen das Bild des Favus oder doch einer favusähnlichen Erkrankung hervorrufen können.

In Westeuropa ist der Favus selten geworden, nicht im gleichen Maße aber in Südosteuropa, in Vorderasien und Afrika. Deshalb ist heute durch Urlauber und Gastarbeiter eine Einschleppungsgefahr immer wieder gegeben. Die niedrige Kontagiosität wird durch ein mangelndes Haftungsvermögen der Erreger erklärt, und daher ist in der Regel ein langandauernder, intensiver menschlicher Kontakt erforderlich, um diese Krankheit zu übertragen.

2.2.1.1 Klinisches Bild
In der Hauptsache sind es Kinder, die erkranken und die den Favus bis ins Erwachsenenalter hinein auch behalten können. Charakteri-

stisch ist die Scutula-Bildung am behaarten Kopf. Dort kommt es zu einer festen schildförmigen Schuppung mit Entzündung. Diese schuppende, oft schüsselförmige Auflagerung besteht aus einem Geflecht von Hyphen und breitet sich von der Follikelmündung aus. Ihr Durchmesser schwankt von einigen Millimetern bis zu einem Zentimeter. Der Geruch, der von diesem Prozeß ausgeht, soll erfahrene Untersucher an Mäuseurin erinnern. In der Folge der entzündlichen Veränderungen kommt es nicht so sehr zu einem Abbrechen der Haare, sondern durch die Zerstörung des Follikels zu einem endgültigen Haarausfall. Die Folge ist dann der gefürchtete, irreversible, narbige Haarausfall (Abb. 11, S. 33).
In Ausnahmefällen können auch die übrige Haut und die Nägel betroffen sein. Im Gegensatz zum Favus des behaarten Kopfes sieht man dann zwar auch entzündliche Veränderungen mit Schuppen- und Krustenbildung, jedoch keine narbige Atrophie.

2.2.1.2 Mikroskopisches Bild und Kultur

Im Nativpräparat beobachtet man in den nicht abgebrochenen, sondern in voller Länge erhaltenen Haarschäften zahlreiche abgerundete Arthrosporen neben kurzen plumpen Myzelfragmenten. Die Keratinsubstanz wird vom Pilz langsam aufgezehrt. Wir sprechen von einem endotrichen Wachstum, wenn das Innere des Haares mit Pilzen durchsetzt ist und von einem ektotrichen Wachstum der Pilze, wenn sie vorwiegend um den Haarschaft herum angeordnet sind.
In der Kultur wächst der Erreger Trichophyton schönleinii langsam mit zerklüfteter, cerebriformer Oberfläche. Vom zentral unregelmäßig gewundenen Teil läuft das Wachstum in eine tiefe, radiäre Furchung aus. Die Farbe wird mit gelblich-grau bis braun beschrieben. Die Diagnose kann dann durch den mikroskopischen Nachweis der Hirschgeweih- oder Kronleuchterformen nach der kulturellen Anzüchtung gesichert werden. Die Hyphen verzweigen sich mehr oder weniger regelmäßig zu diesem charakteristischen Bild. Im Woodlicht zeigt sich eine grau bis graugelbe Fluoreszenz.

2.2.1.3 Therapie

Eine spezifische nur auf den Favus abgestimmte Therapie gibt es nicht, so daß Einzelheiten zusammengefaßt in dem Kapitel der Therapie folgen.

2.2.1.4 Differentialdiagnose

Differentialdiagnostisch ist vor allen Dingen an Pseudopelade Brocq (Alopecia atrophicans), chronisch discoiden Erythematodes, Lichen ruber follicularis decalvans, circumscripte Sklerodermie oder auch chronische Formen der Pyodermien zu denken. Die Psoriasis des behaarten Kopfes und das seborrhoische Ekzem führen aber im normalen Verlauf nicht zu einer narbigen Alopezie.

2.2.2 Tiefe Trichophytie – Trichophytia profunda

2.2.2.1 Epidemiologie

Diese Pilzerkrankung wurde früher weitaus häufiger gesehen als in unserer Zeit. Die Nichtbeachtung dieser Mykose und die Nachlässigkeit in der Behandlung haben dann in der Folgezeit auch Unkenntnis dieses Krankheitsbildes mit sich gebracht. Die tiefe Trichophytie ist aber noch längst nicht aus der Diagnosekartei verschwunden. Wir machen in zunehmendem Maße die Beobachtung, daß sie eher wieder häufiger auftritt. Gerade die moderne Viehhaltung und die in Mode gekommene Tierhaltung in ungeeigneten Wohnungen, der Umgang mit den sogenannten Spieltieren, haben zu einem Ansteigen dieser Pilzerkrankung geführt. Kälber und Rinder werden häufiger mit dieser Flechte befallen gesehen, da sie oft ihr ganzes Leben im Stall zubringen müssen. Der Kontakt mit diesen Tieren ist auf wenige Personen beschränkt, wenn er jedoch gegeben ist, verursachen die Pilze sehr leicht bei Kindern, aber auch bei Erwachsenen, eine tiefe Trichophytie. Charakteristisch ist auch heute noch bei der tiefen Trichophytie der Befall des behaarten Kopfes von Kindern und die Bartregion besonders der Männer. Aber auch vornehmlich behaarte Regionen am übrigen Integument können betroffen sein. Trichophyton-Infektionen am behaarten Kopf sind auch bei Erwachsenen häufiger als Mikrosporon audouinii-Infektionen.

Tiefe Trichophytien werden häufig verkannt, aus diesem Grunde nicht richtig behandelt und nehmen dann einen unendlich komplizierten Verlauf.

2.2.2.2 Erreger

Als Erreger gilt in erster Linie Trichophyton verrucosum, das von infizierten Tieren auf den Menschen übertragen wird. Aber auch In-

fektionen von Mensch zu Mensch sind offenbar nicht ganz auszuschließen.
Hauptansteckungsquelle sind Kälber und Rinder, seltener sind ausgewachsenes Vieh und andere Tiere betroffen. Man sieht in ihrem Fell mehr oder weniger ausgedehnte, mit Schuppen, Krusten und Haarstümpfen bedeckte Herde, die als kahle Stellen erscheinen. Daher hat die Krankheit ihren volkstümlichen Namen Kälber-, Rinder- oder Glatzflechte (Abb. 10, S. 33).
Bei der Infektion durch die beliebten Meerschweinchen, Hamster, Tanzmäuse, aber auch Ponys und Affen, findet sich gelegentlich der sehr virulente Erreger Trichophyton quinckeanum, der aber als Variation des Trichophyton mentagrophytes gilt. Häufig werden auch Trichophyton mentagrophytes und Trichophyton rubrum als Erreger der tiefen Trichophytie nachgewiesen. Die Übertragung von Tieren auf den Menschen ist für Trichophyton mentagrophytes gar nicht selten, bleibt aber wohl für Trichophyton rubrum eher eine Ausnahme.
Es wird allgemein angenommen, daß auch andere Trichophyten wie Trichophyton tonsurans und Trichophyton violaceum eine Trichophytie mit weniger entzündlichen Veränderungen hervorrufen können. Es ist zwischen sogenannten humanen und animalen Trichophyten zu unterscheiden, wobei der Ausprägungsgrad der Entzündung als Parameter dient.
Beim Haarbefall wird eine endotriche Wachstumsform der Trichophyten von einer mehr ektotrichen Trichophytenbesiedelung getrennt. Bei der ersten Variante findet man Sporen und Hyphen innerhalb des Haarschaftes, und die entzündliche Reaktion des umgebenden Gewebes ist nur geringgradig ausgeprägt oder kann auch fehlen. Bei dem überwiegend ektotrichen oder besser ekto-endotrichen Wachstum ist der Kontakt mit der Umgebung sehr viel intensiver, und daraus entstehen die heftigen, entzündlichen Hauterscheinungen.

2.2.2.3 Klinisches Bild
Die Pilze wandern am Haarschaft entlang in den Follikel hinein, durchdringen dann das Haar, durchsetzen es und füllen es schließlich aus. Zu Beginn entwickeln sich am behaarten Kopf ein oder mehrere follikuläre Knötchen, die leicht übersehen werden, da das

klinische Bild mit den abgebrochenen Haaren ohne Beschwerden einhergehen kann. Die Haarstümpfe sind im Gegensatz zur Mikrosporie oft unter der Hautoberfläche als abgebrochen zu erkennen. Man hat den Vergleich mit Komedonen, den sogenannten ‚black dots', gebraucht. Da die Haare in unterschiedlicher Höhe abgebrochen sein können, hat sich auch der Vergleich mit einer schlecht gemähten Wiese aufgedrängt. Bei den ohne stärkere Entzündungserscheinungen einhergehenden Trichophytien besteht eine mehr oder weniger ausgeprägte Schuppung. Sehr viel rasanter entwickelt sich das Krankheitsbild der tiefen Trichophytie durch Trichophyten animaler Herkunft aus den zunächst unscheinbaren follikulären Pusteln und Knötchen. Kennzeichnend ist ein rundes, weiches, entzündliches Granulationsgewebe. Die Oberfläche ist gerötet, nässend und mit follikulären Pusteln besetzt. Auf Druck hin kann sich Eiter aus den Follikelostien entleeren. Dieses typische klinische Bild hat zu dem Vergleich mit einer Honigwabe geführt. Deshalb stößt man immer noch auf die Bezeichnung Kerion Celsi. Die regionären Lymphknoten sind in der Regel deutlich geschwollen und schmerzhaft (Abb. 12, 13, S. 33).

Nach den Beschreibungen von Götz gelten als klassische Zeichen der tiefen Trichophytie des Bartes die Asymmetrie der Infiltrate, ihre Einseitigkeit ohne Beteiligung der Oberlippe und weniger ausgeprägte Entzündungserscheinungen. Die Haare sind gequollen, brüchig, und die Schmerzen können gering sein oder auch ganz fehlen. Die Hautveränderungen werden auch als makronenartig bezeichnet und mit einer geöffneten reifen Feige verglichen. Man sprach früher von einer Sycosis barbae und bezeichnete die Mykosen als parasitär

---

Abb. 9. M. canis nach Anzüchtung in der Kultur

Abb. 10. Trichophytie des Rindes. Rinder- oder Glatzflechte

Abb. 11. Favus mit Scutulabildung am behaarten Kopf

Abb. 12 u. 13. Tiefe Trichophytie, Kerion Celsi. Infektion in der Landwirtschaft

Abb. 14. Tiefe Trichophytie, Sycosis barbae

Abb. 15 u. 16. Tiefe Trichophytie bei einem Melker

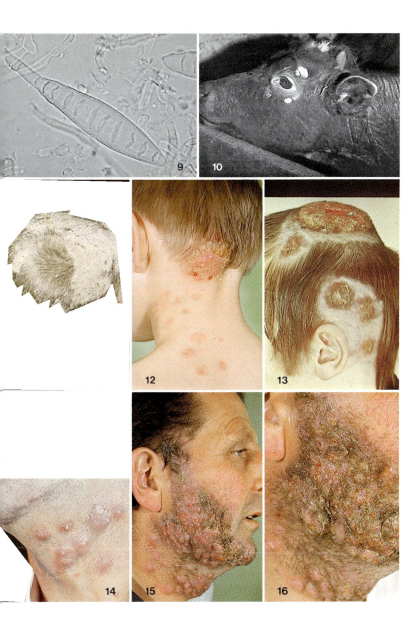

bedingt im Gegensatz zu den bakteriell hervorgerufenen Hautveränderungen. Diese bakteriellen Infektionen wurden als nicht parasitär entstanden angesehen. Aber das galt nur für die Anfangszeit der mikrobiologischen Forschung, als man schon die Pilze als Krankheitserreger entdeckt hatte, noch nicht aber die Bakterien (Abb. 14, 15, 16, S. 33).

2.2.3 Oberflächliche Trichophytie - Trichophytia superficialis

Die oberflächliche Trichophytie findet sich im Gegensatz zur tiefen Trichophytie vorwiegend an der Lanugo behaarten Haut. Unterschiedlich ausgeprägte Schuppung ohne Zeichen einer Entzündung ist für den behaarten Kopf charakteristisch. Im Beginn sieht man an der Haut einen oder mehrere rote Flecke, Bläschenbildung und Papeln. Diese Veränderungen dehnen sich rasch zentrifugal aus, und durch Zusammenfließen entstehen die girlandenförmigen, landkartenartigen Trichophytieherde. Kennzeichnend ist der papulo-vesikulöse Randsaum mit deutlicher Schuppung, während das Zentrum dagegen schon manchmal recht früh eine Abheilungstendenz aufweist. Es gibt Formen mit überwiegender Pustelbildung, und in einigen Fällen kann ebenfalls das Zentrum starke Schuppung aufweisen. Um die Ausgangsveränderungen herum können auch immer neue Trichophytieherde entstehen (Abb. 17-20, S. 39).

In Abhängigkeit vom Grad der Entzündung beobachtet man, daß durch die Entwicklung von Immunisierungsvorgängen auch eine Spontanheilung eintritt. In anderen Fällen können die Trichophytieherde über Jahre und in Ausnahmefällen über Jahrzehnte bestehen bleiben.

Die Beschwerden bei der oberflächlichen Trichophytie sind sehr unterschiedlich und in Abhängigkeit von dem klinischen Bild zu beurteilen. Sie reichen von leichtem bis hin zu starkem Juckreiz und Brennen. Bezüglich der Hautveränderungen wird in squamöse, vesikulöse und pustulöse Formen einer Trichophytia superficialis differenziert. Der Übergang zur tiefen Trichophytie ist bei vornehmlich ostiofollikulärer Pustelbildung gegeben.

2.2.3.1 Differentialdiagnose

Wenn der Verdacht auf Vorliegen einer Trichophytie besteht, Pilze jedoch nicht auf Anhieb nachzuweisen sind, müssen auch erythrosquamöse Hauterkrankungen in die diagnostischen Überlegungen einbezogen werden. Das sind im besonderen Maße das seborrhoische Ekzem, die Psoriasis vulgaris und die Pityriasis rosea. Auch ein Erythema anulare kann ähnliche klinische Bilder hervorrufen, wenn auch Schuppung, Bläschen und Pusteln fehlen. Ebenso müssen Pyodermien in die differentialdiagnostischen Überlegungen einbezogen werden.

2.2.4 Follikuläre Trichophytie – Trichophytia follicularis

Diese Mykose findet sich in der Regel an den Unterschenkeln und überwiegend bei Frauen jüngeren Alters. Sie wird als Sonderform der Trichophytie angesehen. In der Pathogenese dieser Erkrankung spielen offenbar periphere Durchblutungsstörungen eine bedeutende Rolle. Als zusätzlich pathogenetischer Faktor wird das Tragen von Kunstfaserstrümpfen angesehen, die eine Abdunstung des Hautschweißes verhindern und auf diese Weise die Bedingungen einer feuchten Kammer schaffen können. Das klinische Bild ist wechselnd. Neben einzelnen, kleinen, follikulären Knötchen und Pusteln sieht man auch größere bis erbs- oder bohnengroße, mit Schuppen bedeckte Knoten, die teilweise Ulzerationen und Krusten aufweisen können. Beinahe ohne Ausnahme ist eine Mykose der Füße, der Zehenzwischenräume oder Nägel vorhanden. Die follikulären Trichophytien werden leicht übersehen. Sie können sich in Ausnahmefällen auch auf die Oberschenkel und den Rumpf hin ausdehnen.

Der Nachweis der Pilze ist nicht immer ganz einfach. Er gelingt leichter, wenn man künstlich eine feuchte Kammer schafft. Unter einem Leukoplaststreifen kommt es dann eher zur Pustelbildung, und aus dem Eiter, den Haaren oder den Schuppen lassen sich besser Pilze nachweisen. Differentialdiagnostisch muß man in besonderem Maße an das Vorliegen follikulärer Staphylodermien denken.

Eine weitere Sonderform der Trichophytie ist das Granuloma trichophyticum, das 1883 von Majocci beschrieben wurde. Wie der Name sagt, finden sich bei dieser seltenen Form der Trichophytie überwiegend granulomatöse Veränderungen. Sie ist jedoch wohl so selten, daß in diesem Rahmen nicht näher darauf eingegangen werden muß.

2.2.5 Mikroskopisches Bild und Kultur der Trichophyten

Charakteristisch bei Tr. verrucosum ist der Nachweis von großen, runden Sporen, die im Follikel um das Haar herum (ektotrich) angeordnet sind und von Hyphen im Haarschaft (endotrich). Nach Erreichen der Hautoberfläche kann das Myzel innerhalb der Haare in Arthrosporenketten auftreten. In Hautschuppen, Eiter und Nagelmaterial ist nur der einfache Nachweis von Myzel möglich.

Das Wachstum in der Kultur ist ausgeprägt langsam. Nach der Farb- und Formbildung spricht man von den Varianten album (weiß), ochraceum (ockergelb) und discoides (scheibenförmig). Das kulturelle Bild reicht von bucklig, radiär gefurcht bis cerebriform.

Den sogenannten animalen Trichophytonarten müssen noch Trichophyton mentagrophytes und die Variationen erinacei und quinckeanum sowie Trichophyton gallinae hinzugerechnet werden.

Trichophyton mentagrophytes variatio erinacei befällt in der Regel den Igel und nur in Ausnahmefällen den Menschen. Nach direktem Kontakt mit befallenen Tieren kann eine entzündliche Trichophytie beim Menschen auftreten. In der Kultur zeichnet sich dieser Erreger durch ein kräftiges Wachstum aus, er besitzt eine intensive gelbe Farbe und läuft zum Rand hin strahlenförmig aus.

Trichophyton quinckeanum wird von einigen Autoren als eigene Art anerkannt, von den meisten jedoch nicht, sondern dem Trichophyton mentagrophytes als Variation zugerechnet. Er gilt als Erreger des sogenannten Mäusefavus. In der Regel befällt er Mäuse, kann dann folgerichtig auch die Katzen und von dort den Menschen befallen. Wie bei allen von den Tieren auf die Menschen übertragenen Pilzerkrankungen stehen entzündliche Veränderungen im Vordergrund. Bei kultureller Anzüchtung erkennt man den Pilz an der tiefen unregelmäßigen Faltenbildung, die in einen flachen Rand übergeht. Das Luftmyzel erscheint weiß, während die Unterseite einen weinroten Ton bekommt.

Als anthropophile Dermatophyten gelten Trichophyton megninii,

suodanense, tonsurans und violaceum. Obwohl diese Erreger auch schon bei Tieren gefunden wurden, spielen sie jedoch für die Übertragung vom Tier auf den Menschen offensichtlich keine Rolle. Das klinische Bild ist besonders durch das Fehlen von Entzündungserscheinungen gekennzeichnet, die wiederum dem überwiegend endotrichen Wachstum beim menschlichen Haar zugeschrieben werden. Die Wachstumsgeschwindigkeit dieser Pilze ist mit Ausnahme von Trichophyton tonsurans verlangsamt.
Trichophyton megninii bildet beim Wachstum in der Kultur anfangs weiße, später rosa bis tiefrote Kolonien. Die Oberfläche ist samtartig und gefurcht.
Die Kulturen von Trichophyton soudanense sind gelb bis orange und zu den Rändern hin spitz ausgefranst.
Trichophyton tonsurans zeigt in seinem kulturellen Wachstum eine große Vielfalt. Die Oberfläche ist samtartig bis pudrig und gefältet. Der Farbton reicht von weiß über gelb bis rot und braun.
Charakteristisch ist die violette Farbe von Trichophyton violaceum, jedoch kommen auch andere Farbschattierungen vor. Ältere Kulturen werden grau-weiß, ja sogar farblose Varianten sind beschrieben worden. Die Oberfläche ist wachsartig und weist im Zentrum eine radiäre Furchung auf. Die Abgrenzung dieser Trichophytonart gegenüber ähnlich aussehenden ist für den Ungeübten nicht immer ganz einfach. Denn diese Pilze kommen selten in der Praxis vor, und auch in der Klinik sieht man sie nicht gerade häufig.

2.2.6 Therapie

Generell bleibt die unverzichtbare Forderung bestehen, nicht nur die Verdachtsdiagnose Mykose zu erwägen, sondern Sicherheit in den therapeutischen Bemühungen durch den Nachweis der Erreger zu gewinnen. Wenn nur das klinische Bild als Maßstab für die Therapie gilt, sind Irrwege nicht zu vermeiden.

2.3 Dermatophytosen der Haut

Unter diesem Begriff werden hier die Dermatophyten-Infektionen zusammengefaßt, die sich auf die Epidermis und die Nägel beschränken. Davon abzugrenzen sind die Dermatophytosen als Pilzerkrankungen, die durch Dermatophyten allgemein hervorgerufen werden. Dazu sind auch Mikrosporie und Trichophytie im engeren Sinne zu zählen. Die alte Bezeichnung in Deutschland lautete: Epidermophytie. Da dieser Begriff aber nur Verwendung finden kann und darf, wenn Epidermophyton floccosum nachgewiesen wird, kann er nicht für die große Gruppe der Mykosen der Haut durch Dermatophyten gelten. Nach einem Vorschlag von Götz wurden deshalb alle Dermatomykosen unter dem neutralen Terminus Tinea zusammengefaßt. Tinea bedeutete klinisch das Vorliegen einer Mykose, und dieser Begriff konnte sogar auch mikroskopisch im Nativpräparat den Nachweis von Pilzen beinhalten, ohne daß jedoch kulturell bereits eine Differenzierung erfolgt war. Nach der heute empfohlenen Nomenklatur muß es jedoch ringworm of the body (Tinea circinata, Tinea corporis), ringworm of the groin (Tinea cruris, Ekzema marginatum) und ringworm of the foot (Tinea pedis) heißen (Abb. 21, S. 39).

2.3.1 Dermatophytose des Stammes – Dermatophytosis corporis

Bei den Dermatophytosen am Stamm, in der Leistenregion, an Armen und Beinen sowie Händen und Füßen tritt in der Regel das Bild des Ekzems in Erscheinung. Man findet Bläschen, Papeln, Pusteln

───────────────────────────────▶

Abb. 17, 18, 19 u. 20. Verschiedene Formen der Trichophytia superficialis mit papulo-vesikulösem schuppendem Randsaum und zentrifugaler Ausbreitung

Abb. 21. Histologischer Nachweis von Pilzelementen im Stratum corneum

Abb. 22. Ausgedehnte Dermatophytose des Integuments, Tinea corporis

Abb. 23. Ausgeprägte Dermatophytose der Inguinalregion

Abb. 24. Diskrete Form einer Inguinalmykose

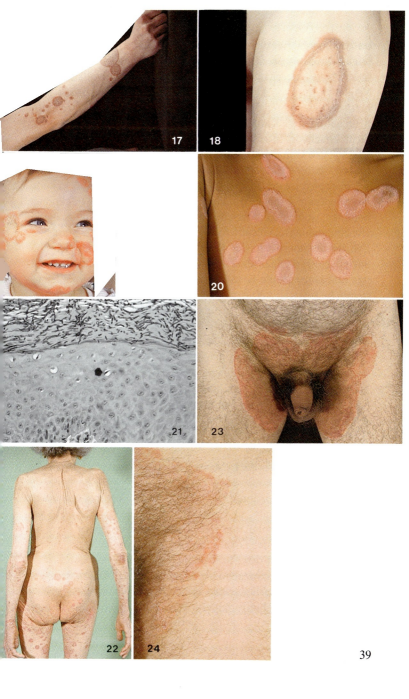

und Schuppen. Für den Befall des Stammes sind bogen- bis ringförmige Begrenzungen mit Betonung der Ränder und beginnender zentraler Abheilung charakteristisch. Es drängt sich unwillkürlich der Vergleich auf, daß die Pilze unter den Begleiterscheinungen einer heftigen Entzündung die Haut fortlaufend abgrasen (Abb. 22, S. 39). Sehr häufig sind Kinder betroffen, aber auch Erwachsene werden nicht verschont. In einigen Berufen, wie z. B. bei Bergleuten unter ungünstigen klimatischen Bedingungen oder durch die Kleidung gefördert, ist diese Hauterkrankung nicht selten. In vielen Fällen einer Dermatophytose des Körpers zeigt sich ein milder Verlauf. In anderen wiederum kann es durchaus zu tiefen nodulären Infektionen kommen, wobei den unterschiedlichen Erregern auch unterschiedliche entzündungsmachende Eigenschaften zugeschrieben werden.

Die Behandlung ist in der Regel sehr erfolgreich, kann sich aber auch in einigen Fällen als schwierig erweisen. Immer ist eine sorgfältige und konsequente Lokalbehandlung und in manchen Fällen systemische Behandlung über einen längeren Zeitraum erforderlich. Bestehen weniger ausgeprägte entzündliche Hautveränderungen, so muß man differentialdiagnostisch an ein seborrhoisches Ekzem, eine Psoriasis oder noch eher an das Vorliegen einer Parapsoriasis disséminées en plaques Brocq denken. Tiefgreifende mykotische Veränderungen mit Abzeßbildungen sind wohl ausgesprochen selten. Wenn sie vorkommen, liegt ihnen häufig eine Immundefizienz als prädisponierender Faktor zugrunde. Diese Hauterkrankungen müssen von bakteriell bedingten Pyodermien abgetrennt werden.

2.3.2 Dermatophytose der Leistenregion – Dermatophytosis inguinalis

Die Inguinalmykose, durch Dermatophyten bedingt, hat schon viele Bezeichnungen gehabt, und zum Teil werden sie noch heute verwandt. Die erste stammt von Hebra, der 1860 eine eigene Form des Ekzems mit konstanter Lokalisation an den Oberschenkeln, am Gesäß und im Bereich des Mons pubis beschrieben hat. Die Erkrankung findet sich überwiegend bei Männern an den Oberschenkelinnenseiten, in den Leistenbeugen, oberhalb des Schambeins, perineal und perianal. Die Hautveränderungen können mehr oder weniger deutlich entzündlichen Charakter aufweisen (Abb. 23, S. 39).

Es gibt Formen mit sehr geringer Reaktion, die häufig dem Erreger Epidermophyton floccosum zugeschrieben werden und sich auch in der Regel nicht weiter ausdehnen, sondern an gewisse Begrenzungen halten. Trichophyton mentagrophytes und Trichophyton rubrum kommen im allgemeinen dann in Betracht, wenn heftige entzündliche Hauterscheinungen vorliegen. Die Hautveränderungen besitzen in diesem Fall einen stärker entzündlich schuppenden Rand und dehnen sich zur Peripherie hin aus. Diese auffällige Randbetonung hat der Erkrankung auch die alte Bezeichnung ‚Ekzema marginatum' eingetragen. Charakteristisch ist, daß die Skrotal- und Penishaut häufig frei bleiben. Dafür hat man die fungistatischen Fettsäuren in der Haut des Skrotums verantwortlich gemacht, die genitofemoral offensichtlich nicht oder nicht in gleichem Maße gebildet werden (Abb. 24, S. 39).

Die entzündlichen Hautveränderungen mit Bläschenbildung, Exsudation und Infiltration sind im allgemeinen stärker ausgeprägt, wenn Trichophyton mentagrophytes oder Trichophyton rubrum für das Entstehen der Inguinalmykose verantwortlich sind, aber in Einzelfällen kann auch Epidermophyton floccosum solche Krankheitsbilder verursachen. Ganz wesentlich sind auch Hautirritationen in der Lage, das Krankheitsbild zu beeinflussen. Dazu gehören Kratzen, Scheuern und unangemessene und übertriebene Hygiene- und Reinigungsmaßnahmen, die das Ausmaß entzündlicher Hautveränderungen maßgeblich mitbestimmen und quälenden Juckreiz hervorrufen können.

Bei der Differentialdiagnose muß das Erythrasma abgegrenzt werden, was aber im allgemeinen schon nach dem klinischen Bild nicht schwer fällt. Auch eine Pityriasis versicolor kann in den Leistenbeugen auftreten, und in besonderem Maße ist das Vorliegen einer Candida-Mykose in Erwägung zu ziehen. Immer wieder einmal kann es auch vorkommen, daß sich eine Psoriasis inversa wenigstens zeitweilig allein auf diese Bereiche beschränkt.

2.3.3 Dermatophytose der Hand – Dermatophytosis manus

Die Dermatophytosen der Hand werden von einigen Autoren nur gestreift, von den meisten überhaupt nicht erwähnt. Dabei können die klinischen Krankheitsbilder gerade an den Händen sehr unterschiedlich ausgeprägt sein.

Eine Beobachtung ist jedoch sehr bemerkenswert. Nicht selten stößt man auf das interessante Phänomen, daß in der Regel nur die Haut einer Hand betroffen ist, während die andere Hand, die doch unvermeidbar immer Kontakt mit der befallenen hat, keine Krankheitsveränderungen aufweist. Diese auffällige Tatsache ist geradezu als diagnostisches Kriterium zu werten (Abb. 25, S. 43).

Als Erreger kommen in ganz besonderem Maß wiederum Trichophyton mentagrophytes und Trichophyton rubrum infrage.

Die Hautveränderungen, besonders an den Handinnenflächen, sind manchmal durch eine ausgesprochene Symptomarmut gekennzeichnet. In diesen Fällen sieht man an den Handlinien nur eine feinlamellöse Schuppung. Auch Formen mit geringer areolärer Schuppung kommen vor. In anderen Fällen kann die Schuppung sehr intensiv sein. Man findet deutlich squamös hyperkeratotische Veränderungen an den Händen. Es gibt auch Mykosen mit dichtstehenden kleinen Bläschen. Bei anderen Formen wiederum steht der Ekzemcharakter der Hautveränderungen im Vordergrund. In einigen Fällen geht die Mykose an den Händen auch von den Fingern oder von den Fingerseitenkanten und Fingerzwischenräumen aus. Das Beschwerdebild ist geprägt von Juckreiz, Nässen, Schwellung, Rötung und Rhagadenbildung. Gar nicht selten beobachtet man eine bakterielle Sekundärinfektion der Bläschen mit Lymphangitis, Lymphadenitis und Fieber (Abb. 26-29, S. 43).

Differentialdiagnostisch muß das Vorliegen eines Kontaktekzems, einer Psoriasis palmaris oder ihrer pustulösen Form und einer Dyshidrose in Erwägung gezogen werden.

Abb. 25. Dermatophytosis manus, charakteristisch der einseitige Befall

Abb. 26, 27 u. 28. Dermatophytosis manus mit ausgesprochener Symptomarmut, feinlamellöser, geringer areolärer Schuppung

Abb. 29. Ausgeprägtes Bild einer Dermatophytose der Hand nach langdauernder Immunsuppression

Abb. 30. Fußmykose. Interdigital geringe Schuppung

Abb. 31. Fußmykose. Interdigitale Schuppung, Mazeration und Rhagadenbildung

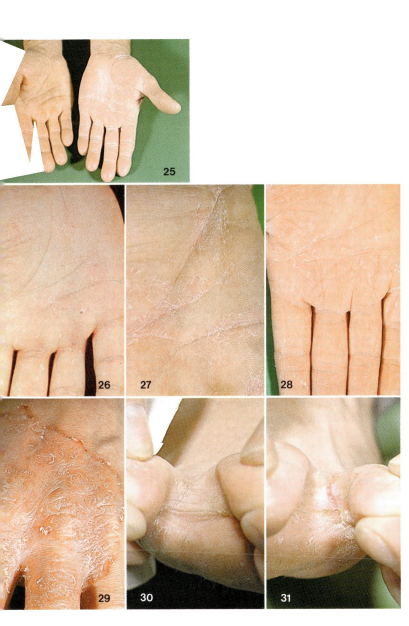

2.3.4 Dermatophytose des Fußes – Dermatophytosis pedis

Die häufigste Form der Mykose ist die im Volksmund auch allbekannte Fußpilzflechte. Über die Durchseuchung der Bevölkerung gibt es sehr unterschiedliche Zahlenangaben. Sie variieren besonders nach Ländern, Klima und Gewohnheiten. In den von moderner Zivilisation geprägten geographischen Räumen ist die Fußmykose ohne Zweifel sehr verbreitet und wird wegen ihrer Folgeerscheinungen in zunehmendem Maße zu einem schwerwiegenden Problem. Mit Recht darf man annehmen, daß Fußpilzerkrankungen allen Menschen besonders in Westeuropa und Nordamerika bekannt sind. Ein jeder weiß, daß man sich in Schwimmbädern, Sporthallen, aber auch innerhalb der eigenen Familie anstecken kann.

Einziger und oft bleibender Ausdruck der Infektion ist eine geringe Rötung, Schuppung und manchmal eine Mazeration im vierten Zehenzwischenraum. Dieser Befund wird häufig nicht einmal als störend empfunden, besonders wenn der Juckreiz fehlt (Abb. 30, S. 43). Gewöhnlich wird er einfach nicht weiter zur Kenntnis genommen. Die Patienten suchen in der Regel erst dann einen Arzt auf, wenn die Mykose sich auch auf die übrigen Zehenzwischenräume bzw. auf den ganzen Fuß ausgebreitet hat, wenn die Nägel befallen sind oder wenn es gar zum Auftreten von Hautveränderungen am übrigen Körper, vielleicht sogar an sichtbaren Stellen, kommt (Abb. 31, S. 43).

Über den Befall mit Pilzen an den Füßen gibt es stark voneinander abweichende Angaben, die auch recht differenziert zu bewerten sind. Das richtet sich zum einen danach, ob der Nachweis auf Dermatophyten beschränkt ist oder ob auch Hefepilze und Schimmelpilze sowie sonstige in die Untersuchung einbezogen werden. Zum anderen kommt es darauf an, welche Bevölkerungsgruppe unter verschiedenen Umweltverhältnissen erfaßt wurde. Während in Indien bei einem großen Patientengut von 12 000 Untersuchten nur bei 1,4% ein Pilznachweis geführt werden konnte, reichte der Prozentsatz in Westeuropa bei verschiedenen Autoren von etwa 18% bis zu 65% je nach ausgewählter Bevölkerungsgruppe (Tabelle 2).

Die Verteilung in der Häufigkeit der Fußpilzflechte ist natürlich nicht rein zufällig, denn die Füße sind als ganz besonders gekennzeichneter mikrobiologischer Lebensraum zu betrachten. Zu der starken Zerklüftung der Haut kommt hier noch die Zergliederung

Tabelle 2. Häufigkeit der Fußmykose bei verschiedenen Personen- und Berufsgruppen

Autoren	untersuchter Personenkreis	Anzahl der Untersuchten	Pilznachweis in %
Padhye, Thirumalacher	Inder	12061	1,4
Richter	Soldaten (Pioniere)	350	17,8
Sturde, Meier	Soldaten	465	18,5
Sturde, Heimann, Rieth	Soldaten	1465	19,6
Koch, Friedrich, Willig	Erfurter Bevölkerung	446	24,6
Wrede	Polizisten	877	25,1
Rosman	Dänen	1756	26,9
Nolting, Kronisch	Soldaten (Heer)	1000	28,8
Marchlewitz, Zucker	Soldaten	1178	29,0
Rivoire, Dollinger	Industriearbeiter	200	32,5
Fichtenbaum	Schwimmsportler	580	34,8
Marchlewitz, Zucker	Soldaten (Marine)	270	35,5
Koch, Koch, Schippel	Bergarbeiter	532	39,0
Herpay, Pintye	Landarbeiter	332	52,7
Alteras	Schwimmsportler	80	62,0
Götz	Bergarbeiter	2073	64,7

durch die Zehenzwischenräume und das Aneinanderliegen von Haut an Haut hinzu. Daneben sind für das Auftreten einer Fußpilzflechte die außerordentliche Belastung durch unsere Fußbekleidung mit ihrer leider oft qualvollen, aber aus modischen Gründen bevorzugten Enge begünstigend. Einen großen Anteil haben auch Temperaturschwankungen, besonders feuchte Kälte, und unsere Wasch- und Badegewohnheiten spielen nicht zuletzt eine maßgebliche Rolle.

Die Übertragung der Pilze, die für die Erkrankung der Fußpilzflechte zuständig sind, erfolgt in der Regel von Mensch zu Mensch. Das geschieht jedoch weniger durch direkten Hautkontakt, als vielmehr durch pilzhaltige Schuppen auf dem Boden. In Schwimmbädern, Sporthallen, Hotelräumen, Saunen, Duschräumen und in besonderem Maße innerhalb der eigenen Familie kommt man mit dem pilzverseuchten Schuppenmaterial des Vorgängers in Berührung. Bei Vorliegen günstiger Voraussetzungen finden die Pilze Aufnahme an den Fußsohlen und in den feuchten Kammern der Zehenzwischenräume. Wenn sie dann ein für sie geeignetes Milieu antreffen, können sie sich bei Wohlbefinden rasch ausbreiten und zu den bekannten Krankheitserscheinungen führen. Früher galten Socken, Handtücher, Sportbekleidung, Fußmatten und Holzroste als wichtigste Infektionsquelle. Von dieser Annahme ist man heute weitgehend abgerückt und ist zu der Überzeugung gelangt, daß die Infektion ganz überwiegend durch pilzhaltiges Schuppenmaterial erfolgt.

Immer wieder ist die Frage gestellt worden, ob es auch ein saprophytäres Vorkommen von Pilzen an den Füßen geben kann oder ob die Krankheitsveränderungen eine unvermeidbare Folge der Besiedelung mit Pilzen sind. Dazu muß man heute sagen, daß wohl nicht der Kontakt mit dem Erreger allein genügt, um in jedem Fall das Krankheitsbild einer Mykose, also auch einer Fußmykose, hervorzurufen. Es hat sich herausgestellt, daß das Biotop, welches die Pilze für ihr Wachstum und ihre Ausbreitung vorfinden, weitaus wichtiger ist.

2.3.4.1 Klinik

An den Füßen sind vorwiegend der 3. und 4., seltener die anderen Zehenzwischenräume, betroffen. Häufig findet man nur eine diskrete Schuppung. In allen anderen Fällen sieht man die Veränderungen einer mehr oder weniger deutlichen Entzündung. Es kommt zu Rötung, verstärkter Schuppung und Mazeration bis hin zur Rhagadenbildung. Die Veränderungen werden als squamös, hyperkeratotisch, mazerativ, erosiv und rhagadiform bezeichnet. Bei den vesikulösen Formen findet man zahlreiche, stecknadelkopf- bis erbsgroße Bläschen. Wenn man nicht eingreift, können sich diese Hautveränderungen rasch auf alle Zehenzwischenräume, die Zehen, Fußsohlen und Fußrücken, also auf den gesamten Fuß, ausbreiten. Zu solchen akuten Bildern mit Nässen können auch bakterielle Sekundärinfektionen hinzukommen. Bei chronischem Verlauf beobachtet man nicht selten ausgeprägte Hyperkeratosen mit Rhagaden bis hin zur Schwielenbildung (Abb. 32, 33, S. 51).

2.3.4.2 Differentialdiagnose
Besonderes Augenmerk gilt der Abgrenzung eines Kontaktekzems, das bei diesen klinischen Bildern nur durch den Nachweis der Pilze ausgeschlossen werden kann. Differentialdiagnostisch sind natürlich auch eine Psoriasis oder ein Bakterid Andrews in Erwägung zu ziehen. Bei den vesikulösen Formen fällt es oft nicht leicht, eine Abgrenzung von der Dyshidrose oder dem dyshidrotischen Ekzem vorzunehmen. Syphilitische Veränderungen an den Handtellern und Fußsohlen müssen ebenfalls in die differentialdiagnostischen Überlegungen einbezogen werden. Nicht das klinische Bild ist entscheidend, sondern der mikroskopische und kulturelle Nachweis der Pilze. Auch ein mehr oder weniger gutes Ansprechen auf Antimykotika darf nicht für die Diagnose ausschlaggebend sein.

2.3.4.3 Therapie
Immer wieder ist festzustellen, daß Patienten mit Fußmykose auch zu kalten Füßen neigen, selbst wenn sie subjektiv nicht erheblich dadurch belästigt werden. Begünstigende Faktoren können organisch bedingte arterielle Durchblutungsstörungen sein, die als Folge einer chronisch venösen Insuffizienz oder lediglich als Neigung zu Spasmen der peripheren arteriellen Gefäße auftreten. Unsere Fußbekleidung ist häufig auch nicht geeignet, für eine gute Durchlüftung gerade der Zehenzwischenräume zu sorgen. Zum anderen sind Waschvorgänge nicht dazu angetan, einem Wachstum der Pilze entgegenzuwirken, wenn man nicht darauf bedacht ist, die Füße nachher gründlich abzutrocknen. Es kommt im Gegenteil oft zu einer Auf-

weichung der Haut mit einer zumindest vorübergehenden Herabsetzung des Hautschutzmantels.

Zur Behandlung der Fußmykose werden nun zahlreiche Antimykotika angeboten. Daneben gibt es aber noch eine Reihe von weiteren Möglichkeiten, mit diesem Problem fertigzuwerden. Sie reichen von gelegentlichem Einsprühen der Füße in Badeanstalten bis hin zu schon rituellen Fußwaschungen und ausgedehnter Behandlung in eigens dafür eingerichteten Instituten.

Die Lokalbehandlung hat heute einen sehr hohen Stand erreicht. Die modernen Präparate erfüllen durchweg die Forderung einer gezielten, gegen die Erreger gerichteten Wirksamkeit bei guter Verträglichkeit und praktisch fehlendem Risiko. Ganz ausgezeichnete Erfolge in der Behandlung der Fußmykose wären demnach zu erwarten. Diese hohen Erwartungen haben sich bis jetzt jedoch leider nicht erfüllt. Die Gründe für ein Versagen dieser Therapie liegen nicht so sehr in der ungenügenden Wirksamkeit der Medikamente begründet als vielmehr in dem Verhalten des einzelnen Patienten mit Vorliegen einer Fußmykose.

Es ist notwendig, die Behandlung zielstrebig und konsequent täglich über einen langen Zeitraum durchzuführen. Es muß überzeugend an das Verantwortungsgefühl der Patienten appelliert werden. Man muß darauf dringen, daß selbst nach erfolgreicher Therapie, d.h. wenn Pilze weder im Nativpräparat noch kulturell nachgewiesen werden, eine Fortsetzung der Behandlung über Monate, ja besser noch prophylaktisch über Jahre hinaus, durchgeführt wird. Ganz falsch ist es, die Behandlung nach Verschwinden der Beschwerden und der Hautveränderungen abrupt abzubrechen. Denn dadurch kann es den Pilzen bei Kontakt wieder gelingen, Fuß zu fassen und in die Hornschicht der Haut einzudringen. Nicht zu unterschätzen ist die Bedeutung der häufig beobachteten Ansteckung aus der unmittelbaren Umgebung der eigentlichen Mykose. Deshalb muß dafür Sorge getragen werden, noch vorhandene Pilzreservoire in der Nachbarschaft der Hautveränderungen, besonders in veränderter Nagelsubstanz, zu beseitigen.

Es ist Wert darauf zu legen, die Hautdurchblutung zu verbessern, denn es gilt zu bedenken, daß z.B. eine Temperatur von 28°C den Dermatophyten geeignete Lebensbedingungen gewährt, während die Durchwanderungsphase und die Abstoßungsrate des Epithels bei diesen Verhältnissen eher geringer wird. Erst mit Ansteigen der Hauttemperatur werden die Lebensbedingungen für die Pilze in der Keratinsubstanz deutlich ungünstiger. Die Wachstumsrate der Haut steigt an und ist damit dem Wachstum der Pilze direkt entgegen gerichtet. Das bedeutet, eine Durchblutungsverbesserung ermöglicht eher eine Eliminierung der Pilze auf natürlichem Wege, und zum anderen kann man sich gut vorstellen, daß ein Eindringen des Medikaments wesentlich erleichtert wird.

Weiter kommt es darauf an, geeignetes Schuh- und Strumpfwerk zu tragen. Das bedeutet, daß besonders die Fasern der Strümpfe nicht so sehr nur wärmend sein müssen, sondern sie sollen auch für eine gute Belüftung der Füße sorgen. Die Wahl geeigneten Schuhwerks kann von großer Bedeutung sein. Zum anderen ist darauf zu achten, die Schuhe häufiger, wenigstens aber täglich, zu wechseln, um eine völlige Abdunstung der Feuchtigkeit, d.h. ein Trockenwerden des Schuhmaterials zu gewährleisten.

Zur Steigerung der Abwehrkraft der Haut gegenüber Pilzen und zur Förderung der Durchblutung ist es empfehlenswert, Sport zu treiben und nicht etwa das Gegenteil zu tun, nämlich in Angst und Resignation zu verfallen, weil man fürchtet, bei Aufenthalt in Sporthallen, Schwimmbädern und auf Sportplätzen sich eher der Gefahr einer Infektion auszusetzen. Vernünftiger ist es da, nach dem Sport die Füße zu waschen, gut abzutrocknen und prophylaktisch eine antimyzetische Behandlung durchzuführen.

2.4 Onychomykose – Nagelmykose

Die Onychomykose ist nicht selten mit einer Dermatomykose vergesellschaftet. Die Pilzerkrankung der Nägel galt früher als so hartnäckig, daß oft von jeder Therapie Abstand genommen wurde. In der Regel wird die Erkrankung durch die Dermatophyten Trichophyton rubrum und Trichophyton mentagrophytes hervorgerufen. In einigem Abstand folgt in der Häufigkeit des Vorkommens Epidermophyton floccosum, und nur in Einzelfällen findet man Trichophyton violaceum, Tr. schönleinii, Tr. verrucosum und Tr. tonsurans. Eine

Nagelbeteiligung durch Tr. concentricum findet man in tropischen Regionen. Daneben gibt es jedoch auch eine Onychomykose durch Candida albicans und offenbar auch durch Schimmelpilze wie Scopulariopsis brevicaulis.

Obwohl die Onychomykose weltweit vorkommt, gibt es doch deutlich regionale Unterschiede, und dieser Umstand findet seine Erklärung darin, daß ein Befall der Nägel mit Dermatophyten in der Regel als Sekundärmykose gilt. Es mag auch primär einen Befall der Nägel durch Dermatophyten geben, der jedoch wohl so selten ist, daß er nur eine untergeordnete Bedeutung hat. Die Nagelpilzerkrankung ist an den Zehennägeln ungleich häufiger als an den Fingernägeln. Bei Kindern findet sie sich fast nie. Mit zunehmendem Alter beobachtet man sie häufiger bei Frauen, während im Erwachsenenalter und im mittleren Lebensalter Männer eher befallen sind.

Voraussetzung für das Entstehen eines Nagelbefalls ist wohl das Terrain, das der Pilz vorfindet. Es ist bekannt, daß manche Menschen trotz besonderer Exposition keine Onychomykose bekommen, während bei anderen die Nägel leicht und auch immer wieder befallen sein können. So stellen Nagelveränderungen und -verletzungen eine Eintrittspforte für das Eindringen der Dermatophyten dar. Man sieht gar nicht selten, daß nur ein einzelner Nagel nach einem Trauma infiziert wird. In besonderem Maße gelten jedoch periphere, spastische oder organische Durchblutungsstörungen als Voraussetzung für das Entstehen einer Onychomykose. Diese Beobachtungen konnten durch sphygmografische Untersuchungen bestätigt werden.

Abb. 32. Fußmykose plantar

Abb. 33. Fußmykose dorsal

Abb. 34 u. 35. Onychomykose distal beginnend, die Nagelsubstanz zerstörend

Abb. 36 u. 37. Onychomykose, vorwiegend subungual

Abb. 38. Weiße Onychomykose superficiell

Abb. 39. Onychomykose bei Durchblutungsstörungen

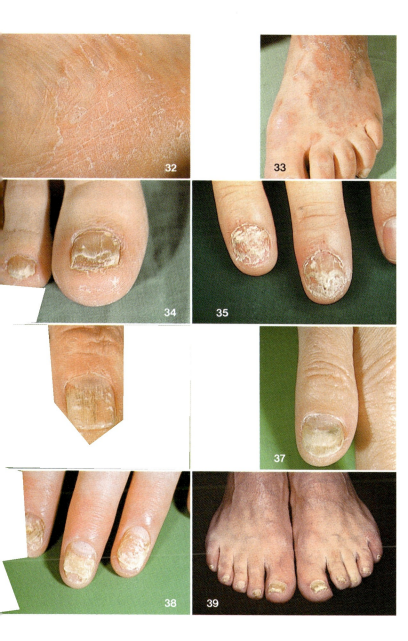

2.4.1 Klinik

Die Infektion erfolgt gewöhnlich vom freien Nagelrand her und schreitet langsam nach proximal hin vorwärts. Häufig ist auch der seitliche Nagelrand der Ausgangspunkt für die Pilzerkrankung. Schließlich ist die gesamte Nagelplatte befallen. Im verhornten Anteil des Nagelbetts sowie in den unteren und mittleren Schichten der Nagelplatte verläuft die Ausbreitung der Pilze. Im Beginn sieht man längliche oder halbkreisförmige scharf oder unregelmäßig begrenzte Flecke von weißlicher bis gelber oder grau-bräunlicher Farbe. Am Ende des Vorgangs ist die gesamte Nagelplatte verdickt, bröcklig und mißfarben. Von der ursprünglichen Nagelsubstanz ist dann nichts mehr übrig geblieben (Abb. 34, 35, S. 51). Bei anderen klinischen Formen der Onychomykose bleibt der Befall mehr auf den subungualen Anteil beschränkt. Der Nagel hebt sich dabei vom Nagelbett ab. Man findet dann eine mächtige Proliferation des Epithels im Hyponychium, während die Oberfläche des Nagels nahezu unverändert erscheint (Abb. 36, S. 51). Bei der Form der Leukonychia mykotica nach Jessner dringen die Pilze von oben her in die Nagelplatte ein und breiten sich in den oberen Schichten aus. Diese Form ist im Vergleich zu den anderen Formen des Nagelbefalls selten. Die Erreger dringen wohl auch nicht durch die Nagelsubstanz in das Hyponychium ein, sondern dringen im distalen Abschnitt um die Nagelplatte in den subungualen Anteil ein (Abb. 37, 38, S. 51). Es gibt offensichtlich drei Formen der Onychomykose:

1. Befall der Nagelplatte in den unteren und mittleren Anteilen mit Zerstörung der Nagelsubstanz (Onycholyse).
2. Die vorwiegend subungualen Formen mit Pilzbefall des verhornten Epithels unter der Nagelplatte (Transversales Netzwerk).
3. Die oberflächliche Onychomykose mit Beschränkung des Pilzbefalls auf die oberen Schichten der Nagelplatte (Leukonychia trichophytica).

Beim Nachweis der Pilze gilt es in besonderem Maße darauf zu achten, daß das Untersuchungsmaterial von den aussichtsreichsten Stellen gewonnen wird. In der Regel ist das bröcklige, hyperkeratotische, subunguale Material dicht mit Pilzen durchsetzt. Manchmal gelingt es erst nach mehreren Versuchen, aus der Tiefe der Veränderungen die Pilze nachzuweisen. Auf die kulturelle Anzüchtung der

Erreger kann man bei Vorliegen einer Onychomykose in keinem Fall verzichten, da auch Hefen und Schimmelpilze als Ursache in Frage kommen (Abb. 39, S. 51; Abb. 40, S. 62).

2.4.2 Differentialdiagnose

Nagelveränderungen durch Schimmelpilze und Hefen müssen differentialdiagnostisch abgegrenzt werden, wenn auch eine Candida-Mykose der Nägel vorwiegend durch einen Befall des Paronychiums mit stärker entzündlichen Veränderungen gekennzeichnet ist. Eine Nagelpsoriasis ist nicht immer leicht von einer Onychomykose zu trennen, wenn auch Tüpfelnägel, Ölfleckphänomen, anamnestische Erhebungen und Befall der übrigen Haut Hinweise für das Vorliegen einer Psoriasis geben können. Trophische Nagelstörungen müssen zur Abgrenzung von der Onychomykose in Betracht gezogen werden.

2.4.3 Therapie

Therapieempfehlungen bei Onychomykosen sind nicht gerade selten. Wie so oft, wird jedoch schnell deutlich, daß die Anzahl der Behandlungsschemata zwar auf eine große Auswahl von therapeutischen Möglichkeiten zu deuten scheint, die endgültig erzielten Heilerfolge stehen jedoch bislang im krassen Widerspruch dazu. Ein Grund zur therapeutischen Resignation ist heute nicht mehr gegeben, wenn auch die Bereitschaft und konsequentes Vorgehen sowie Beharrungsvermögen sowohl vom Arzt als auch vom Patienten gefordert werden müssen.

Voraussetzung bleibt der Nachweis der Pilze im Nativ-Präparat und ihre kulturelle Anzüchtung, um den Einsatz von Antimykotika bei anderen Nagelveränderungen als den Onychomykosen zu vermeiden. Wichtige systemisch wirkende Antimykotika in der Behandlung von Onychomykosen sind das fungistatisch wirkende Griseofulvin und das Ketoconazol. Es ist zu beachten, daß Griseofulvin nur bei Onychomykosen, die durch Dermatophyten bedingt sind, effektiv sein kann. Dieses Medikament ist jedoch in letzter Zeit offenbar zu niedrig dosiert gegeben worden. Die beste Resorption erfolgt bei Einnahme der Tabletten nach fettreichen Mahlzeiten.

Eine Alternative zur Griseofulvin-Behandlung stellt das Ketoconazol als oral wirksames Imidazol-Derivat dar. In einer Dosierung von 200 mg täglich während der Mahlzeiten eingenommen, ist dieses Medikament auch bei Candida-Pilzen wirksam. Die Anwendungsgebiete von Ketoconazol beschränken sich heute auf Dermatophytosen und Candida-Mykosen, die auf eine lokale Therapie offenbar nicht genügend ansprechen. Onychomykosen ganz allgemein werden nur unter Vorbehalt mit Ketoconazol behandelt, da gerade bei den Onychomykosen die Nebenwirkungsrate ungleich höher ist als bei anderen Mykosen. Besonders problematisch wird die Bioverfügbarkeit bei den Onychomykosen, bei denen eine ausreichende Vaskularisation fehlt. Die Beeinträchtigung erfolgt durch Narben, Hohlräume oder Spaltbildungen im Nagelbereich.

Auch bei der systemischen Therapie von Onychomykosen kann auf Maßnahmen zur Lokalbehandlung mit Antimykotika nicht verzichtet werden.

Bei weitergehendem Befall der Nägel wird empfohlen, pilzinfiziertes Nagelmaterial soweit wie möglich zu entfernen oder auch die Nägel zu extrahieren, um die Behandlungszeiten abzukürzen. Die Beseitigung pilzhaltigen Nagelmaterials kann

1. mechanisch durch Abschneiden, Feilen und ähnlichen Maßnahmen
2. operativ durch Nagelextraktion und
3. chemisch durch Keratinolyse

erfolgen.

Die Nagelentfernung ohne operativen Eingriff ist möglich durch Salben, die 30% Salicylsäure oder mehr, 50% Kalium-Jodid oder 40% Harnstoff enthalten. Harnstoff verbessert die Bindungsfähigkeit der Hornschichten für Wasser, und aus der verbesserten Hydratation resultiert offenbar keine Schädigung der Hornschichtbarriere. Außerdem wird eine Verbesserung der Wirkstoffpenetration erreicht. Diese kann noch durch Okklusivverbände gesteigert werden.

Der Erfolg der atraumatischen Nagelentfernung und der Onychomykose-Behandlung allgemein hängt von vielen Faktoren ab, wie der Lokalisation, der Anzahl der befallenen Nägel, Begleitumständen wie Durchblutungsstörungen, Masse des pilzinfizierten Nagelmaterials und nicht zuletzt von der individuellen Geschicklichkeit und dem Bemühen des einzelnen Patienten.

Ein Therapieerfolg auf Dauer kann bei Onychomykosen nur erzielt werden, wenn eine Sanierung des Milieus gewährleistet ist, wenn für geeignetes Schuh- und Strumpfwerk Sorge getragen wird und es zur Verbesserung der peripheren Durchblutung kommt. Als Ursachen für Mißerfolge und das häufige Auftreten von Rezidiven müssen fehlende Einsicht und mangelnde Bereitschaft der Patienten, sich einer mühevollen und oft langwierigen Therapie zu unterziehen, angenommen werden. Auch Nachlässigkeit oder Überbewertung von Anfangserfolgen in der Therapie spielen eine Rolle. Die Lokalbehandlung wird nicht konsequent durchgeführt oder sogar unterlassen. Resistenzentwicklungen von Pilzen gegenüber Griseofulvin müssen zwar in Betracht gezogen werden, sind aber nur von untergeordneter Bedeutung. Als Erklärung für Therapieversager gilt auch die Meinung, daß die Ablagerung von Griseofulvin in der Nagelmatrix nicht an allen Stellen gleichmäßig erfolgt und auf diese Weise ein Überleben der Pilze an abgeschirmten Stellen möglich ist.

2.5 Mikroskopisches Bild und Kultur

Erreger. Eine Fußmykose kann durch Dermatophyten, Hefen und Schimmelpilze hervorgerufen werden. Ganz überwiegend findet man jedoch Trichophyton rubrum und Trichophyton mentagrophytes und weitaus seltener Epidermophyton floccosum und verschiedene Candida-Arten. In Ausnahmefällen kommen Schimmelpilze als verantwortliche Erreger für das Entstehen dieses Krankheitsbildes vor.

Trichophyton rubrum. Dieser vorwiegend anthropophile Dermatophyt tritt offenbar nur selten bei Tieren auf. In der Kultur zeichnet er sich durch einen großen Formenreichtum aus. Er wächst langsam in weißen Kolonien mit dichtem Luftmyzel heran. Die Ablesung ist nach 2-3 Wochen, selten früher, möglich. Auffällig ist die Pigmentierung, die von gelb- bis tief-dunkelrot reichen kann, jedoch charakteristisch ist eine weinrote bis violette Farbe, die an der Unterseite der Kultur im Randbereich deutlich wird. In der Mitte der knopfartigen Kultur kann sie fehlen. Mikroskopisch findet man reichlich Hyphen, wenige, kleine tränenähnliche Mikrokonidien und lange schlanke, septierte Makrokonidien.

Trichophyton mentagrophytes. Dieser Pilz kommt nahezu ebenso häufig wie Trichophyton rubrum vor. Früher gebräuchlichere, heute überholte Synonyme waren: Epidermophyton interdigitale oder Kaufmann-Wolf-Pilz. Die humanpathogenen Stämme werden auch als interdigitale Variante (Variatio interdigitalis) bezeichnet, im Gegensatz zu den granulären Varianten (Variatio granulosa), die auch als zoophil gelten. Das Wachstum in der Kultur ist bei der ersten Form mehr wollig, flaumig, während es bei der zweiten überwiegend als pudrig, samtig angesehen wird. Die Ablesung kann etwas früher, schon nach 8-10 Tagen, erfolgen. Die Unterscheidung zum Trichophyton rubrum mit Hilfe der Pigmentierung ist nur bedingt möglich und macht oft sogar die Verwirrung noch größer. Die Farben reichen von strahlendem Weiß, das in der Anfangsphase des kulturellen Wachstums überwiegt über verschiedene Brauntöne bis hin zu einem kräftigen Rot. Die Mikrokonidien- und Makrokonidienbildung erlaubt keine sichere Abgrenzung von Trichophyton rubrum.
Von einigen Autoren wurde der Differenzierung jedoch eine gewisse Bedeutung beigemessen, da die Behandlungsdauer für Trichophyton rubrum-Infektionen als länger angesehen wird. Zur Unterscheidung dienen charakteristische Merkmale und biochemische und biologische Verfahren (Tabelle 3).

Epidermophyton floccosum. Dieser Pilz wird nicht selten bei Dermatomykosen im Inguinalbereich nachgewiesen, kommt aber auch an anderen Körperstellen und an den Nägeln vor. E. floccosum ist ein humanpathogener Pilz, der jedoch nicht in das Haar eindringen kann. In der Kultur wird sein Wachstum von rasch bis langsam angegeben. Die Kolonien haben eine pudrig, samtene Oberfläche, und die Farbgebung reicht von grüngelb bis hellbraun. Mikroskopisch sind die keulenförmigen, septierten Makrokonidien charakteristisch (Abb. 41, S. 62).

Tabelle 3

	Trichophyton	
	rubrum	mentagrophytes
Spiralhyphenbildung	+	+ + +
Pigmentproduktion	+ + +	+
Harnstoffspaltung innerhalb 1 Woche	0	+ + +
Haarperforationstest in vitro	0	+ + +

Trichophyton ajelloi – Keratinomyces ajelloi: Dieser Pilz wird im allgemeinen den saprophytären Trichophytonarten zugerechnet. Er wird vornehmlich im Erdreich und nur gelegentlich bei Pilzerkrankungen des Menschen nachgewiesen. In der Kultur wächst der Pilz schnell in dünnen, flachen, pudrigen Kolonien. Der Farbton reicht von gelblich bis braun.

2.6 Immunologische Reaktionen

Zur Immunologie von Dermatophyteninfektionen bei Menschen und Tieren gibt es umfangreiche Untersuchungen, jedoch müssen noch viele Fragen offenbleiben. Die Haut besitzt die Fähigkeit, sich gegen Infektionen von außen zu wehren. Dazu zählen die anatomische Hautbarriere, die Austrocknung, die Abschuppung, der Wasserstoffionengehalt, die Fettsäuren und nicht zuletzt die natürlich vorkommende Standortflora der Haut.
Zirkulierende Antikörper spielen bei allen Pilzinfektionen eine Rolle, jedoch in unterschiedlicher Ausprägung. Bei den Dermatophytosen ist ihre Bedeutung eher gering, während sie bei anderen Mykosen keinesfalls unterschätzt werden darf. Es ist bekannt, daß es bei den Dermatophytosen wie auch bei allen Mykosen in der Hauptsache um die Immunantwort vom verzögerten Typ geht. Auf die zelluläre Immunantwort kommt es an.
Offensichtlich gibt es zeitlich begrenzte und lokale Immunabwehrmechanismen, die in unterschiedlicher Ausprägung nach der ersten

Pilzinfektion auftreten können. Es sei erinnert an das Verschwinden der Mikrosporie durch Mikrosporon audouinii in zeitlicher Übereinstimmung mit dem Auftreten der Pubertät, was in Zusammenhang gebracht wird mit dem Ansteigen der Menge des Talgs und der Veränderung der Fettsäuren während dieser Entwicklungsphase. Auch die inneren Organe sind von Dermatophyteninfektionen nicht betroffen. Ausschlaggebend sind immer die zellulären Immunmechanismen bzw. Veränderungen in diesem fein abgestimmten System. Es sei daran erinnert, daß Dermatophyteninfektionen lediglich eine Hand und ihre Nägel betreffen können, während die andere völlig erscheinungsfrei bleibt. Eine durchgemachte Dermatophyteninfektion scheint wenigstens zeitlich begrenzt in hohem Maße eine Neuinfektion zu verhindern, selbst wenn intensiver Kontakt gegeben ist. Bezüglich der Resistenz besteht aber sicher auch eine deutliche Abhängigkeit von der Art des Erregers.

Der Trichophytin-Test wird bezüglich seiner Aussagekraft unterschiedlich bewertet. Die im Handel erhältlichen Präparate stellen Extrakte von verschiedenen Dermatophyten dar. Als die entscheidende Komponente des Trichophytins werden die Glykopeptide angesehen, wobei dem Kohlehydratanteil die Soforttyp-Reaktionen und dem Peptidanteil die Spätreaktionen zugeschrieben werden. Die Trichophytin-Reaktion gilt wegen der Unspezifität ihrer Antigene nicht als geeignet für die Erkennung einer bestimmten Dermatophyteninfektion, jedoch erlaubt sie in einem gewissen Umfang eine Aussage über den Grad der Sensibilisierung und die Möglichkeit einer Infektion bzw. die Abwehr einer Dermatophytose. Atopiker gelten als mehr empfänglich für chronische und ausgeprägte Dermatophyteninfektionen.

Dermatophytenextrakte, die aus Kulturen oder Kulturfiltraten gewonnen wurden, konnten bei Tieren eine Immunisierung hervorrufen und ein gewisses Maß von Schutz bieten. Man nimmt an, daß eine solche Immunität über einen kürzeren oder längeren Zeitraum in Abhängigkeit vom Makroorganismus, dem Typ des Antigens und der Art der Immunisierung andauern kann.

2.6.1 Mykid – Dermatophytid

Als Dermatophytid wird eine allergische Reaktion der Haut bezeichnet, die fern vom Krankheitsgeschehen der Dermatophytose entsteht und in der selbst keine Pilze nachgewiesen werden können, die aber als Antwort des Organismus auf die Pilze oder ihre Stoffwechselprodukte verstanden wird. Entsprechend der jeweiligen Pilzgattung spricht man bei Auftreten derartiger nichtinfektiöser, offenbar allergischer Hautveränderungen in Analogie zum Tuberkulid von Mikrosporid, Trichophytid und Epidermophytid. Folgerichtig muß es auch ein Levurid, ein Candidid, ein Blastomykid, ein Sporotrichid usw. geben. Aus Nachlässigkeit und aus Gründen der Vereinfachung werden diese Hautveränderungen auch als Id-Reaktionen bezeichnet.
Jadassohn beschrieb 1918 die erste durch Dermatophyten ausgelöste Reaktion bei einem Patienten mit Trichophytie. Heute wird eine Reihe von Kriterien gefordert, die vorliegen müssen, um dem Anspruch eines Dermatophytids zu genügen. Dazu gehören:
1. der gesicherte Nachweis einer entzündlichen Dermatophytose,
2. das Auftreten der Hautveränderungen fern vom Ort der Infektion,
3. Hautveränderungen ohne Nachweis von Pilzelementen,
4. Spontanremission der Veränderungen nach Abklingen der Mykose mit oder ohne Behandlung,
5. deutliche Spätreaktion im Allergentest.

Das Dermatophytid wird stets in direkter Abhängigkeit vom Grad der entzündlichen Hautveränderungen beobachtet. Auch die zeitliche Übereinstimmung im Auftreten und Ablauf von Mykose und Mykid werden vorausgesetzt.
Die Auslösung und der Ablauf des Geschehens werden offenbar durch äußere Einflüsse in Gang gesetzt. Dazu gehören sicher Irritationen der Haut von außen her, und es ist denkbar, daß das Krankheitsbild auch endogen beeinflußt wird. Am Stamm sieht man vorwiegend papulöse, mitunter auch papulo-vesikulöse, in der Regel follikuläre Veränderungen. Dafür hat man früher die Bezeichnung Lichen trichophyticus geprägt. Man nimmt auch an, daß es die Veränderungen eines Dermatophytids an der Haut gibt, die einem Erythema nodosum, einem Erythema exsudativum multiforme, einem

Erythema anulare centrifugum oder einer Urticaria in ihrem klinischen Erscheinungsbild nahekommen.

Recht häufig, wenn auch nicht unumstritten, ist das Vorkommen eines Dermatophytids an den Fingerseitenkanten, den Handtellern, Fingerrücken und Handrücken. Man nimmt an, daß diese als Dyshidrose bezeichneten Hautveränderungen im Gefolge einer schweren Fußmykose auftreten können. Von einigen Autoren werden diese dyshidrotischen Veränderungen an den Händen und Füßen mit der Neigung zum Rezidiv auf chronische Mykosen, besonders auch der Nägel, zurückgeführt, da sich dort große Mengen von Pilzelementen ansammeln und halten können. Diese Annahme hat viel für sich, jedoch wird insgesamt die Bedeutung dieses Mykids mit großer Zurückhaltung, von manchen Autoren sogar mit Ablehnung betrachtet, da sichere Beweise für einen Zusammenhang, besonders mit der Dyshidrose, bisher nicht erbracht werden konnten.

2.6.1.1 Klinik

Innerhalb weniger Stunden, „über Nacht", kommt es vorwiegend an den Fingerseitenkanten, aber auch den Fingerrücken, in den Handinnenflächen und an den Handrücken zum Aufschießen kleiner bis stecknadelkopfgroßer Bläschen, die manchmal auch deutlich größer werden können. Die Patienten sind belästigt durch den starken Juckreiz, der erst nachläßt, wenn die Bläschen aufplatzen und sich Nässen, Schuppung und manchmal auch Rhagadenbildung einstellen. In einigen Fällen kommt es zur Impetiginisation mit fortschreitender schmerzhafter Lymphangitis (Abb. 42, S. 62).

2.6.1.2 Therapie

Bei dem akuten Bild dieser Krankheitserscheinungen kann man nicht in jedem Fall bis zur Abheilung der Dermatophytose warten. Bewährt haben sich die symptomatische Therapie in Form heißer Kaliumpermanganatbäder, feuchter Umschläge, sowie die Lokalbehandlung am zweckmäßigsten unter Okklusiv-Bedingungen mit Korticosteroiden. In einigen Fällen sind auch eine systemische Kortisonanwendung sowie eine antibakterielle antibiotische Behandlung erforderlich.

3 Hefemykosen – Levurosen

Als Erreger der in unseren Breiten vorrangig beobachteten Hefemykosen werden Pilze aus der Familie der Cryptococcaceae gefunden, die den Gattungen Candida, Torulopsis, Trichosporon und Cryptococcus und mit Einschränkung Rhodotorula, Geotrichum und Sporobolomyces angehören. Eine Ausnahmestellung nimmt der Erreger der Pityriasis versicolor, Malassezia furfur, ein. Häufige Spezies dieser Gattungen sind Candida albicans, Torulopsis glabrata, Trichosporon cutaneum und Rhodotorula rubra. Durch Cryptococcus neoformans wird die in Europa seltene, aber nicht unbekannte systemische Cryptococcose hervorgerufen.
Häufigster Erreger der Hefemykosen ist zweifellos Candida albicans. Von den über 140 Candida-Arten werden weiterhin Candida stellatoidea, C. krusei, C. tropicalis, C. pseudotropicalis, C. parapsilosis und einige andere als humanpathogen angesehen.
Die entsprechenden Hefepilz-Erkrankungen werden als Candidose, Torulopsidose, Trichosporose, Geotrichose und Rhodotorulose bezeichnet. Die Infektionen manifestieren sich an den Schleimhäuten, der Haut, den Hautanhangsgebilden und in Ausnahmefällen an den inneren Organen. Letzteres gilt jedoch nicht für die Candidamykosen, die als Ursache der Endomykosen in unseren Breiten die größte Bedeutung besitzen.

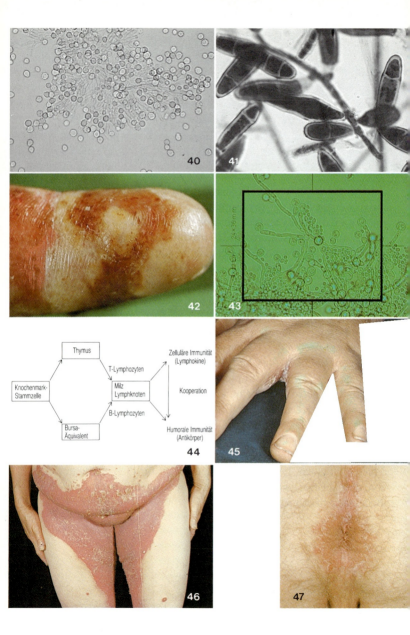

3.1 Candidose

Unter dem Begriff der Candida-Mykose wird eine Infektion mit Candida-Arten verstanden, die vom Befall der Haut und Schleimhaut bis zur systemischen Generalisation reichen kann. Voraussetzung für das Auftreten der Candidose ist das Vorliegen gewisser prädisponierender Faktoren, die den opportunistisch-pathogenen Charakter des Erregers in einen parasitären transformieren.
Candida albicans kommt in drei Formen vor:
- als Hefezellen oder Blastosporen,
- als Pseudomyzel oder Myzel und
- als Chlamydosporen.

In den Krankheitsherden werden Hefezellen und Myzel gefunden. Es besteht noch keine Einigkeit darüber, welche von beiden Formen oder ob beide die invasive Form dieses Erregers darstellen (Abb. 43, S. 62).
Die Entscheidung, ob dem Nachweis von Candida albicans für die Pathogenese der jeweiligen Erkrankung eine Bedeutung zukommt, gestaltet sich ausgesprochen problematisch. Dieser Pilz wird häufig aus der Mundhöhle, dem Magen-Darm-Trakt und dem Genitalbereich isoliert, ohne daß subjektive Beschwerden vorliegen. Auch die Anwesenheit von Candida in Blutkulturen ist nicht mit einem systemischen Befall gleichzusetzen. Darüber hinaus kommt dem Nachweis von humoralen Antikörpern lediglich ein diagnostischer Wert

◀───

Abb. 40. Scopulariopsis brevicaulis mit kettenförmigen zahnradartigen Konidien

Abb. 41. Makrokonidien von Epidermophyton floccosum

Abb. 42. Dyshidrose – Mykid?

Abb. 43. Mikroskopisches Bild von Candida albicans

Abb. 44. Immunsystem

Abb. 45. Interdigitale Candidosis

Abb. 46. Genitocrurale Candidosis bei Psoriasis inversa

Abb. 47. Perianale Candidosis

zu, jedoch sagt er nichts über die individualspezifische Immunität aus. Die Heterogenität der Hefemykosen und besonders der Candidosen wird durch die Vielfalt der zugrunde liegenden immunologischen Abnormitäten bestimmt.

Für das Krankheitsbild der Candidose ist neben der genauen Kenntnis der lokalisatorischen Varianten und der klinischen Symptomatik das Wissen um die begünstigenden Faktoren von elementarer Bedeutung. So ergeben sich z. B. aus der Lokalisation Rückschlüsse für gezielte anamnestische Erhebungen und weitere diagnostische Maßnahmen. Mit Hilfe einer genauen Diagnostik ist häufig zu eruieren, ob es sich bei dem Krankheitsbild um eine primäre oder um eine, prognostisch häufiger ungünstige, sekundäre Mykose handelt.

Prädisponierende Faktoren. Eine gewisse Unübersichtlichkeit bezüglich der prädisponierenden Faktoren in der Literatur basiert zum Teil auf der unterschiedlichen pathogenetischen Bewertung und differierenden Zuordnung. Es sei daran erinnert, daß nicht selten erst durch die Kombination mehrerer Faktoren eine Candidose induziert wird (Tabelle 4).

Als begünstigende Faktoren gelten u. a. Schwangerschaft, Säuglings- und Greisenalter, also physiologische Zustände. So ist die Ursache für die häufig beobachtete Candidose Neugeborener oder sehr alter Menschen mehr in der reduzierten Abwehrlage des Organismus als in der Pathogenität des Keims zu sehen. Feuchtigkeit, Okklusion, das Tragen von Prothesen, größere Wundflächen und die Hämostase, z. B. bei einem Krampfader- oder Hämorrhoidalleiden, sind als sogenannte lokale Belastungen anzusehen. Zu den Stoffwechselkrankheiten und Endokrinopathien rechnen Diabetes, Adipositas, Hyperurikämie, Cushing-Syndrom, Acrodermatitis enteropathica, Eisenmangel und Polyendokrinopathien. Konsumierende Erkrankungen wie Leukosen, Agranulozytosen, protrahierte Infektionen und operative Maßnahmen, zu denen neben dem direkten operativen Eingriff auch das Legen von Infusionen, Trachealkanülen und Venenkathetern gerechnet werden, führen zu einer Suppression der Immunität oder werden oft bei Patienten mit deutlicher Resistenzminderung durchgeführt. Die Candida-Infektionen resultieren bei diesen Zustandsbildern vorrangig aus einer defekten Immunitätslage des Organismus.

Die Defektimmunopathien können primär auf einer Störung der immunologischen Abwehrmechanismen oder sekundär auf einer Schädigung der immunologischen Funktionen basieren und sowohl die zelluläre als auch die humorale Immunität getrennt oder auch kombiniert betreffen. Als Beispiel sei u.a. die chronisch mukokutane Candidose angeführt, die mit Defekten der zellulären und humoralen Immunität, abnormen Serumfaktoren und einer Störung der Phagozytose assoziiert ist. Hierbei können die Immundefekte differente Stadien der Immunität von der Antigenerkennung über die Expression der thymusabhängigen und humoralen Abwehrmechanismen bis zur Elimination der Hefepilze betreffen. Zu den primären Defektimmunopathien, bei denen eine Candidose auftreten kann, zählen Immunmangelzustände mit Thymushypoplasie bzw. -aplasie (Nezelof- und DiGeorge-Syndrom) oder kombinierte Immunmangelkrankheiten mit ausgeprägter Störung des T- und B-Zellsystems (Abb. 44, S. 62).

Die Anwendung von Antibiotika, Corticoiden, Immunsuppressiva und Zytostatika und auch die Radiotherapie stellen therapeutische

Tabelle 4. Übersicht der für die Candidosis prädisponierenden Faktoren

1. Physiologische Zustände Säuglings- und Greisenalter Schwangerschaft	**4. Konsumierende Erkrankungen** Neoplasma Infektionskrankheit Inanition
2. Lokale Belastungen Feuchtigkeit Berufliche Exposition Okklusion Prothese Wundfläche Hämostase	**5. Defektimmunopathien**
	6. Medikamentöse Faktoren Ovulationshemmer Antibiotika Kortikosteroide Immunsuppressiva Zytostatika Radiotherapie
3. Stoffwechselkrankheiten und Endokrinopathien Diabetes Adipositas Hyperurikämie Cushing-Syndrom Acrodermatitis enteropathica Eisenmangel Polyendokrinopathie	**7. Operative Maßnahmen** Operation Infusion Katheter Tracheostoma

Tabelle 5. Candida-Mykosen

Haut-Candidose
   Intertriginös
   interdigital
   perianal
   genitocrural
   inguinal
   submammär
   axillär
   auriculär
Paronychia und Onychia candidosa
Andere Lokalisationen
   Schleimhaut-Candidose
   Angulus infectiosus candidosus (Perlèche)
   Cheilitis candidosa
   Gingivitis candidosa
   Stomatitis candidosa
   Glossitis candidosa
   Tonsillitis candidosa
   Pharyngitis candidosa
   Oto-Rhino-Laryngitis candidosa
   Ophthalmopathia candidosa
   Vulvovaginitis candidosa
   Balanoposthitis candidosa
Organ-Candidose
   gastrointestinal
   urogenital
   cardiovasculär
   bronchopulmonal
   cerebral
   Andere Lokalisationen
Chronisch mukokutane Candidose
Candida-Granulom
Candida-Sepsis
Candidid

Faktoren dar, die zu Störungen der humoralen und zellvermittelten Immunreaktionen führen und somit ebenfalls für eine Candidose prädisponieren können. Es seien noch kurz die Ovulationshemmer erwähnt, deren Wirkung im Gegensatz zu den eben aufgeführten Therapeutika im wesentlichen in einer Milieuverbesserung für die Hefepilze und nicht in einer Alteration der Immunität des Wirts bestehen. So kommt es unter dem Einfluß der Gestagene zu einer Auflockerung des Vaginalepithels mit vermehrter Glycogenspeicherung und einer Verschiebung des pH-Werts der Scheide nach der alkalischen Seite hin.

Die klinische Symptomatik der Candidosen zeigt insgesamt ein vielschichtigeres Bild als die Erkrankungen durch Dermatophyten, da Candidapilze im Gegensatz zu den Dermatophyten nicht nur das Integument, sondern – je nach lokaler bzw. genereller Abwehrlage des Wirtsorganismus – Hautanhangsgebilde, Schleimhäute und innere Organe befallen können. So wird die Candidose grob orientierend in eine oberflächliche und eine tiefe Form unterteilt. Während die oberflächliche Candidose, die die Schleimhäute und das Integument befällt, weit verbreitet ist, stellt die tiefe Candidose eine eher seltene, aber ernste und häufig fatale Erkrankung von systemischem Charakter dar. Aus Gründen der Übersichtlichkeit soll im folgenden versucht werden, anhand der Tabelle 5 die wichtigsten klinischen Manifestationen der Candida-Infektion zu schildern. Hierbei sollte nicht vergessen werden, daß nicht nur eine Erscheinungsform allein, sondern auch häufig eine Kombination mehrerer Manifestationen auftreten kann.

3.1.1 Haut-Candidose

Intertriginös

Interdigital. Als spezielle Form der intertriginösen Candidose, die sich in allen Hautfalten des Körpers, betont aber in den anatomischen, über den Gelenken gelegenen manifestieren kann, ist die Erosio interdigitalis candidosa anzusehen. Bei dieser Erkrankung treten in den Interdigitalräumen der Finger – hier fast ausschließlich des 3. und 4. Fingerzwischenraums – und seltener der Füße anfänglich papulo-pustulöse, teils auch vesikulo-pustulöse Effloreszenzen auf. Es bilden sich weißliche Mazerationen, später auch Erosionen mit flottierendem, gyriertem Randsaum und zum Teil randständiger Pustulation. In der Regel wird über mäßigen Juckreiz und bei Auftreten von Fissuren und Rhagaden über Schmerzen geklagt. Der vorrangige Befall des 3. und 4. Fingerzwischenraums erklärt sich aus der mangelnden Spreizfähigkeit der Finger und der daraus resultierenden schlechteren Belüftung dieser Interdigitalräume. Die Mazeration führt zu einer traumatischen Schädigung der Epidermis mit Verlust der schützenden oberen Keratinbarriere der Epidermis. Als Ursprungsort des Erregers wird die Mundhöhle angenommen (Abb. 45, S. 62).

Die intertriginöse Candidose wird besonders bei adipösen Patienten, aber auch bei Diabetikern beobachtet. So sollte in zweifelhaften Fällen ein Diabetes mellitus ausgeschlossen werden. Im Bereich der Leistenbeugen, der Bauchfalten, unter der Brust, perigenital und perianal, gelegentlich auch in den Achselhöhlen und im Bereich des äußeren Ohres finden sich die typischen erythematösen, häufig erodierten, teils blauweißlich mazerierten Effloreszenzen mit zum Teil schuppenden, flottierenden und gyrierten Randsäumen. Im Bereich der Ränder werden zum Teil glasstecknadelkopf- bis reiskorngroße, teils großflächig konfluierende Bläschen und Pusteln gefunden (Abb. 46, S. 62).

Perianal. Zunehmende klinische Bedeutung gewinnt die perianale Candidose, die primär oder sekundär durch eine Superinfektion mit Candida albicans auf vorgeschädigter Haut entstehen kann. Der Patient klagt über massiven, kontinuierlichen Analpruritus, der sich bei Wärme und Bettruhe noch verstärken kann. Im Bereich des Analtrichters mit Ausdehnung auf die Gesäßhälften – nicht selten auch auf die Perigenitalregion übergreifend – findet sich eine scharf begrenzte, mattrot glänzende oder bläulich-weiße Mazeration der Haut mit Rhagadenbildung und gyriertem schuppendem, auch mit kleinen Pusteln versehenen Randsaum (Abb. 47, S. 62). Als begünstigende und behandlungsbedürftige Faktoren sind Ekzematisation durch Bakterien, Wurmbefall und Erkrankungen des analen Symptomenkomplexes anzuführen. Im einzelnen sind hierbei der Analprolaps, Fistelleiden, Proktitis, Rektitis, chronische Enteritis, Mariskenbildung und vor allem die anale Exsudation in Folge einer durch ausgeprägte Hämorrhoidalpolster induzierten venösen Stauung zu erwähnen. Häufig führt erst das chronisch persistierende Analekzem den Patienten zum Proktologen und deckt ein behandlungsbedürftiges Hämorrhoidalleiden auf. Kritiklose langzeitige Anwendung von Kortikoidexterna, von denen sich der Patient fälschlicherweise auch noch eine prophylaktische Wirkung verspricht, begünstigt durch eine Schädigung des Milieus das Angehen einer Infektion mit Candida albicans oder kann eine bestehende Candidose exazerbieren lassen. Zu selten wird bei Analpruritus und chronischem Ekzem an eine Infektion mit Hefepilzen gedacht.

Mit Hilfe des peri- und intraanalen Abstrichverfahrens können in 30–50% der Stuhlproben kulturell Hefepilze nachgewiesen werden. Die dominierende Hefeart ist Candida albicans.

Bei der perianalen Candidose sollte man sich nicht nur mit dem kulturellen Nachweis von Candida und einer sich anschließenden antimykotischen Behandlung begnügen, sondern die zugrunde liegenden Terrainfaktoren beseitigen. So sollte z. B. eine gezielte Sklerotherapie des Hämorrhoidalleidens durchgeführt werden.

Genitocrural. Unter den Begriffen „Windelpsoriasis", „Windeldermatitis mit psoriasiformer id-Reaktion", „Windeldermatitis" und „Windelsoor" wird ein Krankheitsbild beschrieben, das alle Autoren übereinstimmend pathogenetisch als Folgezustand einer Infektion mit Candida albicans charakterisieren. Im Perianal-, Perigenital- und Inguinalbereich beginnen diese Hautveränderungen mit einer diffusen lackartig glänzenden Rötung der Haut und weißen scharf begrenzten flottierenden Schuppensäumen. Es tritt eine ausgeprägte Mazeration mit teils flammendroten, nässenden Erosionen und ausgeprägter Rhagadenbildung über den großen Gelenkbeugen auf. In den Übergangsbereichen zur gesunden Haut finden sich multiple, teils solitär, teils gruppiert stehende, auch großflächig konfluierenden papulovesikulöse und pustulöse Effloreszenzen (Abb. 48, S. 75). Es kann zur Streuung unter dem Bilde psoriasiformer Effloreszenzen an Stamm, Extremitäten und Kopf kommen. Dieses Bild ähnelt der Erythrodermia desquamativa Leiner. Auffallend ist angesichts des massiven Hautbefalls das relative Wohlbefinden der Säuglinge. Ein Erkrankungsbeginn jenseits des 6. Lebensmonats wird nur noch selten beobachtet. Offenbar scheint die Säuglingshaut im 1. und

2. Trimenon – mit einem Maximum in der 8.–10. Lebenswoche – für die Erkrankung besonders anfällig zu sein (Abb. 49, S. 75). Für die Besiedelung der Säuglings- und Kleinkinderhaut mit Hefepilzen kommen als Ursache 3 Infektionsquellen infrage:
- die Geburtswege der Mutter,
- die Mundhöhle der Eltern, vorrangig jedoch der Mütter,
- mit Candida-Arten verunreinigte Nahrung.

So wird bei der zuletzt aufgeführten Infektionsquelle auch die hefepilzkontaminierte Frauenmilch angegeben. Über die genannten Infektionsquellen kommt es dann zu einer Besiedelung des kindlichen Verdauungstraktes, die in der Folge je nach lokaler Abwehrlage zu einem Befall der Genitocrural-Region führen kann.

Bei der intertriginösen Candidose im Anogenitalbereich des Säuglings wie auch des Erwachsenen sollte eine Candida-Besiedelung des Darms und des Genitales ausgeschlossen werden, und zur Vermeidung von Rezidiven müssen diese Infektionsquellen unbedingt mitbehandelt werden. Klinisch ähneln die perianale und perigenitale Candidose der Erwachsenen der Säuglingsform. Jedoch neigen diese Candidosen praktisch nie zur Generalisation, es sei denn, es lägen prädisponierende Faktoren wie Diabetes, Immundefekt u. a. vor.

Inguinal, submammär, axillär. Die Candidose im Bereich der Achselhöhlen, der Mammae und der Leisten wird häufig als seborrhoisches Ekzem verkannt. Untersuchungen über die Koinzidenz von Dermatitis seborrhoides infantum und Candida albicans-Nachweis berechtigen zu der Annahme, daß bei der sogenannten seborrhoischen Dermatitis im Säuglingsalter Sproßpilze, vorwiegend Candida albicans, außerordentlich häufig eine ursächliche Rolle spielen. Es konnte auch nachgewiesen werden, daß an kutaner Candidose erkrankte Kinder auch bei negativen Pilzkulturen signifikant höhere Candida-albicans-Agglutinations-Titer als hautgesunde Kontrollkinder aufweisen. Hieraus wird gefolgert, daß ein negativer Pilzbefund eine Candida-Infektion bei Säuglingen nicht ausschließt. Bei der intertriginösen Candidose Erwachsener muß immer an einen Diabetes mellitus gedacht werden.

Auriculär. Bei der chronischen Otitis externa gilt es, an eine Infektion mit Hefepilzen zu denken. Als signifikanter ätiopathogenetischer Faktor ist die Superinfektion eines seborrhoischen oder chronischen Ekzems mit Pilzen anzusehen, die durch Mikrotraumen beim Kratzen entstehen kann. Deshalb erscheint es unklug, die Behandlung einer durch Candidapilze verursachten Otitis externa durchzuführen, ohne die Hefereservoire und somit eine Reinfektion aus der Mundhöhle oder dem Darm auszuschließen. Klinisch imponieren eine diffuse Rötung und teils ausgeprägte Erosionen mit typischer randständiger Schuppung. Nicht selten bestehen infolge der Entzündung ein paraentzündliches Ödem der Ohrmuschel und eine Mitbeteiligung des Meatus. Als häufigster bakterieller Begleitkontaminant konnte Staphylococcus aureus isoliert werden.

3.1.2 Paronychia und Onychia candidosa

Die Paronychia und die sehr viel seltenere Onychia candidosa werden bei Berufsgruppen beobachtet, die mit den Händen in feuchtem Milieu arbeiten müssen. Ferner trifft man sie bei Säuglingen und Kleinkindern an, die Daumen lutschen und Fingernägel beißen und damit das Nagelhäutchen traumatisieren. Der Nagelwall erscheint bei einer Candidainfektion diffus gerötet und weist nicht selten eine indolente, in manchen Fällen aber auch sehr schmerzhafte Schwellung auf (Abb. 50, S. 75). Bei chronischem Verlauf der Paronychie wird häufig das Nagelwachstum in Form von Quer- und Längsrillenbildung beeinflußt. Durchblutungsstörungen unter dem Bilde der Acrocyanosis oder Acroasphyxie werden unter anderem als Ursachen für das Angehen der Hefepilzinfektion angeschuldigt (Abb. 51, S. 75).
Die Onychia candidosa wird, außer als Begleitsymptom einer chronischen mukokutanen Candidose, relativ selten beobachtet. Unter einer Infektion der Nägel – meist der seitlichen Nagelanteile – mit Candida albicans kommt es zu einer gelblichen, teils braun-schwarzen Verfärbung des Keratins. Sehr dunkel kolorierte Nägel sind meist auf eine Infektion bzw. Mitinfektion von Schimmelpilzen zurückzuführen. Der typische grüne Nagel spricht für einen Befall mit Pseudomonas-Arten. Ausgeprägte subunguale Hyperkeratosen und Brüchigkeit der Nägel, wie z. B. bei einer Infektion mit Dermatophyten, werden kaum beobachtet. Trotz intensiver antimykotischer The-

rapie läßt sich meistens die Candidainfektion der Nägel und Nagelwälle erst befriedigend behandeln, wenn der bedeutendste prädisponierende Faktor, die Arbeit im feuchten Milieu, ausgeschaltet worden ist. Bei einer Paronychie werden neben verschiedenen Candidaarten auch Bakterien wie Streptokokken, Staphylokokken, Enterokokken, Colibakterien, Pyocyaneus, Pseudomonas und seltener Diphtherie- oder Tuberkelbakterien gefunden.

Neben den exogen mechanisch auslösenden Faktoren für eine Paronychia candidosa durch die berufliche Belastung ist besonders die endogene Disposition in Form eines manifesten Diabetes mellitus oder einer sogenannten prädiabetischen Stoffwechsellage hervorzuheben.

Bei Hausfrauen werden der Mund und Intestinaltrakt, aber nicht die Scheide als Infektionsquelle für Candida albicans nachgewiesen. Das die Nagelhaut zerstörende mechanische Trauma ist verantwortlich für das Eindringen des Hefepilzes in die Nagelwälle. Ferner findet sich fast ausschließlich ein Befall an den Fingern der dominierenden Hand.

3.1.3 Andere Lokalisationen

Die Folliculitis barbae candidosa gleicht in ihrer Symptomatik der bakteriell bedingten Folliculitis simplex. Zur Hefepilzinfektion der Haarfollikel kommt es nicht selten nach externer Corticoidapplikation. Andererseits kann Candida albicans aber auch als Primärkeim angesehen werden, der durch eine inadäquate Therapie mit Antibiotika oder Kortikosteroiden in seinem Wachstum begünstigt wird. Rezidive werden häufig als Herpes simplex, bakteriell bedingte Folliculitis simplex barbae oder Impetigo contagiosa angesehen.

Auf die Notwendigkeit einer mykologischen Diagnostik bei therapieresistenten Dermatosen muß in besonderem Maße hingewiesen werden. So kann es geschehen, daß sich aus den Effloreszenzen einer Akne conglobata Candida albicans massenhaft und wiederholt mikroskopisch und kulturell nachweisen läßt, und erst eine gezielte antimyzetische Behandlung mit der Eliminierung von Candida kann dann zur weitgehenden klinischen Erscheinungsfreiheit führen.

Die Candidosis cutis generalisata wird praktisch nur bei deutlicher

Resistenzminderung des Wirtsorganismus beobachtet. Zu erwähnen ist hier die chronische mukokutane Candidose im Rahmen eines tiefgreifenden Immundefekts. In der Regel erfolgt die Infektion des Integuments von Darm und Mundhöhle aus. Bei Säuglingen kann die generalisierte Hautcandidose unter dem Bilde der Erythrodermia desquamativa Leiner ablaufen.

3.1.4 Schleimhaut-Candidose

Orale Candidose. Die Candidosis mucosae oris wird vorzugsweise bei Säuglingen, aber auch bei Erwachsenen gefunden, die in ihrer immunologischen Abwehrlage geschwächt sind. Besonders gefährdet erscheinen Frühgeborene und körperlich reduzierte Säuglinge, bei denen diese Infektion zu einer fatalen Generalisation führen kann. Generell wird angenommen, daß unter der Geburt und in den ersten Lebenswochen und -monaten eine Besiedelung der Mundhöhle und später des Intestinaltraktes mit Candida albicans erfolgt. Mit Hilfe seiner Abwehrmechanismen ist der Wirtsorganismus in der Lage, die Besiedelung des Magen-Darm-Traktes mit Candida albicans in einem sogenannten mikrobiellen Gleichgewicht zu halten. Erst bei Vorliegen von dispositionellen Faktoren kommt es zu einer Störung dieses Gleichgewichts mit Auftreten klinischer Manifestationen.
Im Bereich der Lippen, des Mundbodens, der Wangenschleimhaut, der Zunge, des Gaumens und des Nasenrachenraums findet sich ein schmerzhaftes Erythem mit kleinfleckigen bis großflächig konfluierenden, weißlichen bis cremefarbenen Belägen, die den pseudomembranösen Belägen bei Diphtherie ähneln können. Beim Abwischen dieser Beläge kommt es zu kleinen stippchenförmigen oder auch ausgedehnten erosiven Blutungen. Je nach Abwehrlage entstehen tiefe Ulzerationen oder auch granulomatös hyperplastische, teils verruköse, gyrierte Effloreszenzen. Von der Mundhöhle aus erfolgt eine verstärkte Besiedelung des Darms mit Candida albicans und später je nach Reaktionslage auch der Perianal- und Perigenitalregion, wodurch sich die Infektionskette zu einem circulus vitiosus schließen kann.
Mit Recht wird eine Hefepilzprophylaxe bei Neugeborenen, insbesondere aber bei Frühgeborenen und Risikogeburten gefordert. Im

Rahmen einer gezielten Schwangerenbetreuung muß angestrebt werden, daß die Frauen pilzfrei zur Entbindung kommen. Unabhängig von der Menge der in der Vagina nachgewiesenen Hefen, ist eine Beseitigung derselben in jedem Fall zu fordern. Eine adäquate Partneruntersuchung und anschließende Behandlung ist selbstverständlich die Voraussetzung für einen Therapieerfolg.

Im Lichte der epidemiologischen Untersuchungen zum Vorkommen von Hefepilzen bei Kindern und deren Müttern werden die Forderungen nach einer gezielten mykologischen Prophylaxe ante partum noch verständlicher. Unter der Geburt werden die Hefen aus der mütterlichen Vagina auf das Neugeborene (subpartale Infektion), im Säuglings- und Kleinkindesalter hingegen aus der Mundhöhle der Erwachsenen – insbesondere der Mütter – und unter Umständen auch vom Darm auf das Kind (postpartale Infektion) übertragen. Im Rahmen von Reihenuntersuchungen zur Häufigkeit einer manifesten Candidamykose wurde eine deutliche Abhängigkeit vom Alter der Säuglinge und Kleinkinder aufgezeigt. Im ersten Lebensmonat waren 37,0%, im zweiten Monat 15,0%, im dritten und vierten Monat zusammen 5,7% und im Zeitraum von 5.–10. Lebensmonat 3,5% der jeweils untersuchten Säuglinge an einer Mund- und/oder Hautmykose durch Hefepilze erkrankt. Die Häufigkeit der Candida albicans-Keimträger ohne Krankheitssymptome liegt zwischen 15 und 20% bei Kindern im Alter von 4 Monaten bis zu 3 Jahren.

Im Rahmen epidemiologischer Studien zur Besiedelung der Mundhöhle mit Candida albicans wurde in einem Drittel der Fälle auch der Nachweis erbracht. Zwischen Männern und Frauen bestand kein Unterschied und in den verschiedenen Altersgruppen keine

---

Abb. 48. Genitocrurale Candidosis

Abb. 49. Candida-Mykose des Säuglings „Windeldermatitis"

Abb. 50 u. 51. Chronische Candidaparonychie

Abb. 52. Angulus infectiosus candidosus (Perléche)

Abb. 53. Cheilitis candidosa

Abb. 54. Stomatitis candidosa

Abb. 55. Glossitis candidosa

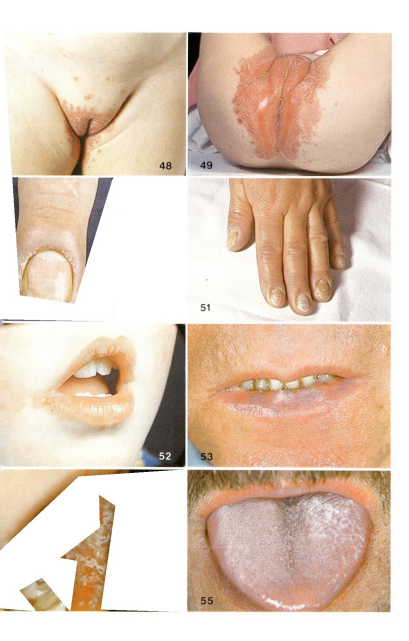

deutliche Differenz im Befall mit Candida albicans. Ähnliche Ergebnisse (30% oraler Befall mit Candida albicans) fanden sich bei Patienten vor Beginn einer Hochvolt-Strahlentherapie im Kopf-Hals-Bereich, während im Verlauf der Behandlung dann bei 50% der bis dahin noch nicht befallenen Patienten ebenfalls Candida albicans in der Mundhöhle nachgewiesen werden konnte.

Auch der hohe Zuckergehalt im Speichel bei Diabetikern oder eine Behandlung mit Antibiotika oder Kortikosteroiden werden für die Häufigkeit der oralen Candidose verantwortlich gemacht.

Candidamykosen der Schleimhaut, besonders der Mundschleimhaut, müssen heute in zunehmendem Maße die Aufmerksamkeit auf AIDS lenken. Hartnäckige und rezidivierende Formen, die keine Erklärung durch andere prädisponierende Faktoren finden, sind entweder als Vorläufer oder schon als Ausdruck der Manifestation eines aquirierten Immundefizienzsyndroms anzusehen. Nach der Adhäsion der Pilze an der Schleimhautoberfläche folgt unausweichlich die Invasion mit Keimschlauch- und Pseudomycelbildung.

Angulus infectiosus candidosus (Perlèche). Der Angulus infectiosus candidosus wird nicht selten als unspezifische Cheilitis verkannt. Diese Hefepilzinfektion der Mundwinkel versteht sich nicht zuletzt als Symptom von Störungen des Magen-Darm-Traktes (z. B. Ariboflavinose, Achylie, Eisenmangelanämie, Plummer-Vinson-Syndrom). Gelegentlich sind auch schlecht sitzende Zahnprothesen als Ursache zu ermitteln. Auch bei recht typischem Erscheinungsbild mit weißlicher Mazeration, feinlamellöser Schuppenbildung oder bei teils hämorrhagisch serösen Krusten der Mundwinkel kann mitunter eine Mischinfektion mit Bakterien vorliegen (Abb. 52, S. 75).

Cheilitis candidosa. In einen erosiven und einen granulären Typ wird die Cheilitis candidosa eingeteilt. Der erosive Typ zeichnet sich durch sattrote Erosionen, Hyperkeratosen und groblamellöse Schuppung, der granuläre durch eine diffuse Schwellung – zum Teil mit Ausdehnung über die Lippenrotgrenzen hinaus – und körniges Aussehen der Lippen und Lippenrotgrenzen aus (Abb. 53, S. 75).

Pseudomembranöse weißliche Beläge im Bereich der Mundschleimhaut bedürfen einer gezielten Pilzdiagnostik mit Hilfe von Abstrichen, kultureller Anzüchtung und teilweise serologischen Titerbestimmungen. Notfalls sind Biopsien erforderlich, um eine genaue Abgrenzung gegenüber einer echten Leukoplakie und damit auch gegenüber der Gefahr eines möglichen initialen Plattenepithelkarzinoms zu gewährleisten.

Gingivitis candidosa, Stomatitis candidosa, Glossitis candidosa. Bei Vorliegen einer Gingivitis, Stomatitis und Glossitis candidosa können die Keime bei chronischem Verlauf bis in den Intestinaltrakt gelangen. Außerdem kann es zu einer aufsteigenden Infektion des Nasenrachenraumes oder der Gesichtshaut kommen. Unter prothetischer Stomatopathie kann ein Syndrom verstanden werden, das in ursächlichem Zusammenhang mit der Anwesenheit von Mikro- oder Makro-Prothesen in der Mundhöhle steht. Subjektiv klagen die Patienten über Brennen und Stechen unter der Prothesenplatte, seltener über Trockenheitsgefühl in der Mundhöhle (Abb. 54, S. 75). Häufig können klinisch sichtbare Pilzrasen im Bereich der kulturellen Entnahmestellen nicht gefunden werden (Abb. 55, S. 75). Andererseits zeigen sich initial stippchenförmige, später auch großflächig konfluierende, weißlich bis bläulich-weißliche, teils auch schwarz-bräunliche Beläge. Beim Versuch des Abwischens und beim Lösen der Beläge kommt es zu großen Erosionen und einer lackroten Oberfläche, d.h. einer sogenannten Glossitis exfoliativa.

Tonsillitis candidosa. Die Tonsillitis candidosa ist als eine potentielle Quelle für eine Candidosis generalisata anzusehen. In einzelnen Untersuchungsreihen konnte aus dem Krypteninhalt von bis zu 50% der Tonsillen Hefen nachgewiesen werden. Erwartungsgemäß überwiegt Candida albicans gefolgt von Candida tropicalis. Der häufiger beobachtete Befall der Rachen- gegenüber den Gaumenmandeln wird im wesentlichen auf die anatomischen Verhältnisse zurückgeführt, die das Hefewachstum begünstigen. So bedingen Gaumenmandeln im Respirationstrakt eine schwächere Durchlüftung als an anderen Stellen, und auch erhöhte Feuchtigkeit und stabile Temperatur sind eher gegeben. Gehäuft tritt eine Candidose der Rachenmandeln bei Kindern mit rezidivierenden Katarrhen, Allergosen, Asthma bronchiale und nach Therapie mit Breitspektrum-Antibiotika auf.

Pharyngitis candidosa. Tuberkulose, Diabetes, Anämie, Zahnkaries, Alkoholismus, Narkomanie und alle Zustände, bei denen die immunologischen Kräfte reduziert sind, stellen geeignete Terrainfaktoren für das Krankheitsbild einer Buccopharyngitis candidosa dar. Bei den Patienten bestehen nicht selten gleichzeitig eine Stomatitis, Gingivitis oder Glossitis candidosa. Insgesamt bietet sich ein polymorphes klinisches Bild mit teils großflächigen Plaques, teils stecknadelkopfgroßen weißen Stippchen dar. Leichte Erosionen oder ulceröse Veränderungen mit und ohne Beteiligung der Lippenregion werden beobachtet. Differentialdiagnostisch sind die Koplik'schen Flecke bei Masern, Diphtherie-Beläge oder Pemphigus-Erosionen von einer Pharyngitis candidosa abzugrenzen.

Oto-Rhino-Laryngitis candidosa. Eine Otitis, Rhinitis oder Laryngitis candidosa sind bis auf die weiter oben erwähnte Tonsillitis candidosa eher seltene Krankheitsbilder. Ihre Entwicklung kann per continuitatem oder im Rahmen einer Candida-Sepsis erfolgen. Als begünstigende Faktoren für das Candidawachstum werden der Diabetes, die Leberzirrhose und die intensive antibiotische Vorbehandlung angeführt.

Ophthalmopathia candidosa. Bei Patienten mit einer metastatischen Ausbreitung von Candidapilzen in die Retina und die Glaskörper der Augen imponieren weiße schneeballartige Herde im Bereich der Retina und des Glaskörpers und bindegewebige Verwachsungen präpapillär und präretinal. Bei den schneeballartigen Herden handelt es sich um Candida-Metastasen, die häufig um die Makula und zwischen Makula und Papille lokalisiert sind. In allen Verdachtsfällen einer generalisierten Candidose sollte von der Möglichkeit Gebrauch gemacht werden, die Diagnose mit Hilfe der Inspektion der Retina zu sichern. Therapieresistente Augeninfektionen bzw. unter Antibiotika- oder Kortisonbehandlung exazerbierende Entzündungen der Hornhaut und des Augeninneren müssen den Verdacht auf das Vorliegen einer Hefemykose lenken. In diesen Fällen darf nicht gezögert werden, Hornhautgewebe zu entnehmen und kulturell zu untersuchen.
Als bestimmende pathogenetische Faktoren werden eine vorausgegangene Antibiotika-Behandlung und operative Eingriffe am Auge

vermutet. Die Therapie der Ophthalmopathia candidosa gestaltet sich schwierig, und häufig persistieren nach erfolgreicher antimykotischer Therapie starke Einschränkungen des Visus und pathologische Veränderungen im Elektroretinogramm.

Vulvovaginitis candidosa. Die Vulvovaginitis candidosa wird in der Schwangerschaft, bei Gebrauch von Ovulationshemmern, bei Vorliegen eines Diabetes, nach lokaler oder systemischer Applikation von Breitspektrumantibiotika, Steroiden oder Immunsuppressiva beobachtet. Während in der ersten Zyklushälfte die hoch ausdifferenzierten Zellen des Vaginalepithels auf einen Pilzbefall wenig oder nicht reagieren, kann es mit der Abstoßung dieser Zellen in der zweiten Zyklushälfte zur Manifestation einer Candidainfektion kommen. Mit Einsetzen der Menstruationsblutung erfolgt dann durch die verstärkte Desquamation der Vaginalwand auch eine Abstoßung von Pilzmassen. Hieraus erklärt sich die prämenstruelle Zunahme der Beschwerden bei der Vaginitis candidosa, die sich unmittelbar postmenstruell in der Regel bessern. In der Gravidität und unter kontrazeptiven Medikamenten sind die Vermehrungsbedingungen dagegen für Hefepilze durch die ausbleibende Desquamation ungleich günstiger.
Bei Kindern wird die Genital-Candidose vor allem bei Neugeborenen und später erst wieder bei Mädchen vor der Pubertät beobachtet. In der hormonellen Ruheperiode wird sie selten gesehen. Das dünne, glykogenarme Scheidenepithel dieser Entwicklungsperiode bietet mit dem dann alkalisch reagierenden Vaginalsekret offenbar kein gutes Terrain für die Ansiedlung von Pilzen. Nach der Menarche tritt die Candidakolpitis wieder sehr häufig auf.
In etwa 80–90% aller Fälle von Vulvovaginitis können Hefepilze und Trichomonaden als Ursache angeschuldigt werden, und 60–80% aller Vaginalmykosen werden durch Candida albicans hervorgerufen.
In der Mehrzahl der Fälle konsultieren die Patientinnen den Arzt wegen des peinlichen, unaufhörlichen Juckreizes, der in der prämenstruellen Phase noch an Heftigkeit zunimmt.
Die Vulva ist bei der Genital-Candidose mehr oder weniger stark gerötet und geschwollen. Das Epithel weist kleine Verletzungen wegen des quälenden Juckreizes auf, und nicht immer findet man die cha-

rakteristischen Hefepilz-Beläge. Der Fluor ist dünn, weiß bis gelblich und weist oft bröcklige Konsistenz auf. Nur selten werden Veränderungen im Bereich der Portio und der Cervix gesehen. Auch wenn häufig als subjektive Symptome einer Vulvovaginitis candidosa Fluor, Pruritus vulvae et ani, Brennen bei der Miktion und Dyspareunie angegeben werden, können Patientinnen mit ausgeprägtem genitalen Pilzbefall durchaus subjektiv auch beschwerdefrei sein.
Nicht selten werden Hefemykosen des Genitale nach einer Antibiotika-Behandlung beobachtet. Dem Magen-Darm-Kanal kommt als Erregerreservoir erhöhte Bedeutung zu. Bei Nichtbehandlung dieses Reservoirs erfolgt das häufig beobachtete Rezidiv in der Genitalregion. Mit Nachdruck muß ferner auf die „Ping-Pong-Infektion" bei Partnern hingewiesen werden, d. h. der behandelte wird bei Kontakt mit dem jeweils nichtbehandelten erneut infiziert.
Eine ursächliche Erklärung für das Auftreten des Vulvovaginitis candidosa während der Schwangerschaft und unter Ovulationshemmern glaubt man in der Änderung der Hormonspiegel zu sehen. Die Anwendung oraler Kontrazeptiva wird heute als eindeutig prädisponierender Faktor für das Angehen einer Hefemykose angesehen. Die Häufigkeit vulvovaginaler Candidosen nach Anwendung von Ovulationshemmern liegt in der Literatur zwischen 13 und 21%, während die Frequenz in der Schwangerschaft zwischen 15 und 47% schwankt. Häufigster Erreger bei den Candida-Arten ist Candida albicans. Infektionen durch Torulopsis glabrata weisen meist geringere entzündliche Veränderungen auf. Nur selten werden Rhodotorula-Arten nachgewiesen.
Interessante ätiopathogenetische Aspekte der Gestagene für die Genital-Hefemykose in der Schwangerschaft ergeben sich aus der Verteilung der Häufigkeit der Candidose in Abhängigkeit von der Schwangerschaftsdauer. So findet sich fast einstimmig in der Literatur eine Erhöhung der Hefepilzinzidenz im 3. Trimenon gegenüber der Frequenz im ersten.
Die klinische Bedeutung der Vulvovaginitis candidosa sollte auch in der potentiellen Gefahr für das Neugeborene gesehen werden. Angesichts der Gefahr einer Candidainfektion mit der Möglichkeit eines letalen Ausgangs erscheint der Wunsch, im Rahmen der Schwangerenvorsorge regelmäßig nach Hefepilzen zu fahnden, um so verständlicher. Dieser Forderung wird noch durch die Tatsache

Nachdruck verliehen, daß etwa die Hälfte der Frauen mit einer Genital-Candidose symptomfrei bleibt und normalerweise dem Fluor in der Schwangerschaft wenig Beachtung geschenkt wird.
Bei Verdacht auf eine Candida-Vaginitis reicht ein Ausschluß dieser Diagnose über ein negatives mikroskopisches Präparat nicht aus. Vielmehr muß der Hefebefall durch eine negative Kultur ausgeschlossen werden. Im Gegensatz zum Darm, wo man geringe Mengen Sproßpilze bei Nichtvorliegen prädisponierender Faktoren, so z.B. Immunopathien, tolerieren kann, müssen Hefen im Vulvovaginal-Bereich stets behandelt werden. Mehr als 50% der Frauen mit vaginaler Candidose sind zwischen 20 und 30 Jahren alt.

Balanoposthitis candidosa. Die Balanitis bzw. Balanoposthitis candidosa tritt weltweit auf, ist allgemein äußerst lästig und manchmal sogar bedrohlich. Wegen der Möglichkeit der Partnerinfektion und der Gefahr des ständigen Rezidivierens muß diese Erkrankung auch zu den sexuell übertragbaren Krankheiten gezählt werden. Sie wird im Rahmen eines Diabetes, einer Phimose, nach Anwendung von Antibiotika, Kortikosteroiden und Zytostatika, aber auch bei älteren und stark übergewichtigen Patienten gefunden. Auch als Folge falsch verstandener, übertriebener Reinigungsmaßnahmen wird sie beobachtet. Da die Hefepilze empfindlich gegen Austrocknung, aber sehr vermehrungsfreudig bei feuchter Wärme sind, kommt einer engen Vorhaut und ungeeigneter Kleidung erhöhte Bedeutung zu. In vielen Fällen ist eine Phimose nicht selten erst infolge chronischer bzw. rezidivierender Hefepilzinfektionen entstanden.
Das klinische Bild der Balanitis candidosa ist polymorph. Neben Erosionen, weißgrauen, stippchenförmigen oder auch pseudomembranösen Belägen, papulösen und erodierten maculopapulösen Läsionen, Vesikeln, Erosionen und Rhagaden finden sich auch Keratosen mit makrolamellöser Desquamation und Ödem des Präputiums.
Bei der Behandlung einer Hefepilzinfektion im Genitalbereich darf auch eine gleichzeitige Therapie des Partners nicht versäumt werden, um Rezidiven ausreichend vorzubeugen.
Es ist jedoch darauf hinzuweisen, daß eine klinische und mykologische Untersuchung auch hier der Therapie immer vorangehen müssen, um Fehlschlüsse gerade auf diesem Gebiet zu vermeiden.

3.1.5 Organ-Candidose

Gastrointestinal. Gastrointestinale Blutungen sind neben Dysphagie, Erbrechen und starken retrosternalen Schmerzen das häufigste Symptom einer Candida-Ösophagitis. Besonders bei Säuglingen kann die Ösophagitis candidosa zu starkem Erbrechen mit der Gefahr der Nahrungsaspiration führen. Abgesehen von der oralen Candidose ist die Candida-Ösophagitis als häufigste Candida-Mykose des Verdauungstraktes anzusehen. Bei mehr als 25% der untersuchten Patienten mit signifikanter Ösophagus-Candidose werden subjektiv keine Beschwerden angegeben. Röntgenologisch ist die Ösophagus-Candidose durch multiple Füllungsdefekte oder kleine Ulzerationen charakterisiert. Ferner besteht eine deutliche Hypomotilität der unteren Ösophagusanteile. Eine Verwechslung mit einer peptischen Ösophagitis mit Einengung der distalen Speiseröhrenabschnitte ist möglich.

Differentialdiagnostisch sind Ösophagusvarizen, peptische Ösophagitis, intramurale Divertikulosis und ulzeröse Prozesse wie Morbus Crohn, Colitis ulcerosa und Behçet-Syndrom in Erwägung zu ziehen. Die Diagnose einer Candida-Ösophagitis sollte mykologisch, endoskopisch und histologisch gesichert werden. Eine Ösophagusskopie zur Sicherung der Diagnose wird wegen der Perforationsgefahr für überflüssig gehalten. Die röntgenologische Symptomatik der Candida-Ösophagitis ist weitgehend pathognomonisch: Bewegungsarmut und Verminderung der Dehnfähigkeit der Osophaguswandungen sowie verlängerte Verweildauer des Kontrastmittels.

Auch der rasche Erfolg der antimykotischen Therapie kann differentialdiagnostisch verwertet werden. Als große Gefahr sind zunehmende Blutungen bei der ausgedehnten hämorrhogisch-nekrotisierenden Ösophagitis durch Candida albicans anzusehen.

Serologische und immunologische Untersuchungen erlauben weder einen sicheren Hinweis auf die Diagnostik noch auf die Dauer der Therapie. Sehr unterschiedliche Angaben werden zur Häufigkeit des Nachweises von Candida albicans im Gastro-Intestinaltrakt gemacht. Bei gesunden Probanden wird Candida albicans in etwa 30% in der Mundhöhle und bis zu 30% im Stuhl gefunden. Abgesehen von den bekannten prädisponierenden Faktoren ist es unbestritten, daß sich bei subazidem oder anazidem Magensaft der Candidabefall häuft. Ferner ist bekannt, daß aus einem Ulcus ventriculi u. U. Hefepilze isoliert werden können und eine völlige Abheilung des Ulcus erst nach Elimination der Hefen erfolgt.

Die Candidose des Darms äußert sich in Form wäßrigschleimiger Durchfälle, die zu erheblichen Flüssigkeits- und Elektrolytverlusten führen können. Problematisch scheint heute die pathogenetische Bedeutung eines Nachweises von Candida albicans in der Mundhöhle oder den Fäzes zu sein. Da im Laufe des Lebens bei praktisch allen Menschen eine Candidabesiedelung oder -infektion auftritt, erfolgt auch eine Bildung zellulärer und humoraler Antikörper. Allein die Titerdynamik der Candidaserologie und die Kombination mehrerer serologischer Methoden erlauben diagnostische und therapeutische Rückschlüsse.

Die Enterocolitis candidosa ist durch blutige Durchfälle charakterisiert und lokalisiert sich häufig im mittleren und unteren Dünndarm, insbesondere in der Ileocoecalgegend, darüber hinaus auch im Sigma und Rektum. Bei größerer Ausdehnung der Enterocolitis besteht nicht selten eine Darmparalyse. Der Nachweis von Candida albicans im Stuhl spricht noch nicht unbedingt für seine pathogenetische Bedeutung. Die Anwesenheit von Candida albicans im Verdauungstrakt kann bei serologischen Untersuchungen die Höhe des Agglutinationstiters bestimmen. Hierbei wird auch der Quantität der Hefebesiedelung eine entscheidende Rolle zugesprochen. Die Candidose des Darms ist nicht nur unter dem Aspekt gastrointestinaler Erkrankungen zu betrachten, sondern sollte auch als mögliche Infektions- bzw. Rezidivquelle in Betracht gezogen werden. Ein primärer Befall mit Candida albicans ist so lange als relativ harmlos anzusehen, als die Zahl der invadierenden Pilzelemente die Toleranzgrenze nicht überschreitet. Charakteristisch für den sekundären Befall der Intestinalschleimhaut sind disseminierte Ulcera, die histologisch hämatogenen Candida-Granulomen entsprechen. So sollte immer an die Möglichkeit einer Candida-Peritonitis gedacht werden, wenn im Verlauf einer längeren Antibiotika-Behandlung uncharakteristische abdominale Schmerzzustände, subileusartige Symptome und ein Aszites auftreten. Meistens handelt es sich bei diesen Fällen um eine Durchwanderungsperitonitis bei Befall des Darms mit Candida-Arten und iatrogen induzierter immunologischer Abwehrschwä-

che. Bei hämatogener Streuung von Candida aus dem Lumen kann es zum Bild der Sepsis mit Befall aller Organe kommen.
Die Frage eines Übertritts von Candida albicans aus dem Darmlumen in die Blutbahn muß aufgrund bisheriger Untersuchungen bejaht werden. Auch wenn keine Krankheitssymptome nachzuweisen sind, besteht die Gefahr, daß es an der unverändert in Dünndarmschleimhaut über den Zottenkanal zur Persorption mit Einschleusung der Pilze in Lymph- und Blutbahnen kommen kann. Jedoch ist anzunehmen, daß dieser Infektionsweg mit den gefährlichen Folgeerscheinungen einer generalisierten Candidose nur bei Personen mit stark reduzierter Abwehrlage möglich ist.

Urogenital. Nephritis und Pyelitis candidosa können als häufigste Lokalisationsformen einer generalisierten Candida-Infektion angesehen werden. Typische Infektionswege sind die hämatogene Metastasierung durch enterogene Persorption über das Lymph- und Blutgefäßsystem oder die aszendierende Infektion von der Perigenitalregion aus über die Urethra. Der enterogene Infektionsweg wurde durch Selbstversuch demonstriert, bei dem durch orale Verabreichungen unphysiologisch großer Mengen von Candida albicans (ca. 1 Billion Zellen) beim gesunden Menschen eine Fungiämie und Fungiurie erzielt werden konnte. Etwa 3 Stunden nach Verfütterung wurde im Blut und Urin kulturell Candida albicans nachgewiesen. Die Tatsache, daß die Candidämie und Candidurie nicht in eine Pilzseptikämie bzw. einen disseminierten Organbefall übergingen, muß auf die intakte Immunität des gesunden und kräftigen Probanden zurückgeführt werden. Eine primäre Cystopyelonephritis candidosa wird z. B. nach Nierentransplantationen, bei Anomalien des Harntraktes, Dialysepatienten, Antibiotikatherapie, Diabetes und Blasenkatheter gefunden. Für das Angehen einer Candidainfektion nach Nierentransplantation sind hohe Kortisondosen und eine steroidbedingte Glukosurie wahrscheinlich wichtige Faktoren.
Die Nieren-Candidose manifestiert sich entweder als akute Pyelonephritis oder als chronische Pyelonephritis und Hydronephrose im Zusammenhang mit einer disseminierten Candidose und einem Befall verschiedener Organe. Pathologisch-anatomisch finden sich in der Niere, besonders unter der Nierenkapsel oder in der Rinde, kleine Abszesse und Granulome. Multiple Rinden- und Markabszesse

können zu interstitiellem Ödem, akuter Pyelonephritis und Nierenversagen führen. Die abgestoßenen nekrotischen Papillen können dezente oder auch zottige Füllungsdefekte von Nierenkelch, Nierenbecken, Urether und Blase hervorrufen (Abb. 74, S. 135).
Generell kann gesagt werden, daß das dramatische Fortschreiten vom normalen Pyelogramm bis zum klinisch manifesten Symptom der Papillennekrose innerhalb von 2 Wochen für eine Hefepilzätiologie sprechen. Dahingegen läßt sich klinisch die Cystitis candidosa von einer chronischen bakteriellen Zystitis mit Pollakisurie nicht sicher differenzieren. Durch die Zystoskopie mit Nachweis typischer kleiner stippchenförmiger oder auch großflächig konfluierender, festhaftender weißlicher Beläge oder auch bei Vorliegen von Candida-Granulomen ist eine Candidose relativ einfach zu diagnostizieren.
Als eine nicht zu unterschätzende Barriere gegen aufsteigende Candida-Infektionen wird das Prostatasekret gewertet. Hierdurch erklärt sich in gewisser Hinsicht die geringere Anfälligkeit der Männer für die urogenitale Candidose.
Problematisch erscheint auch heute noch die pathogenetische Bewertung einer asymptomatischen Candidurie. So muß eine Candidurie bei Gesunden nicht zwangsläufig zu einer Dissemination führen. Sie kann bei urethralem Dauerkatheterismus bestehen und allein schon nach Entfernung des Katheters ohne Therapie verschwinden. Bei Patienten mit reduziertem Allgemeinzustand hingegen muß auf jeden Fall eine konsequente Eliminierung aller Hefezellen gefordert werden. Als herausragende Art bei Candidurien wird Candida albicans isoliert.

Cardiovasculär. Im Rahmen einer hämatogen-septischen Generalisation der Candida-Pilze wird neben der Niere am häufigsten das Herz befallen. Dabei kommt es über akute oder auch chronische Verlaufsformen zu gravierenden Veränderungen an einer oder mehreren Herzklappen. In der Literatur schwanken die Angaben zur Letalität der Candida-Endokarditis zwischen 70 und 90%.
Wird die Endocarditis candidosa auch seltener als eine bakterielle Endokarditis beobachtet, so ist sie doch durch die schlechtere Prognose belastet. Neben einer forcierten intravenösen, antimyzetischen Infusionstherapie wird vorrangig ein chirurgisches Vorgehen zur Entfernung der intrakardialen Pilzmassen empfohlen. Hierdurch

können schwere Schädigungen der Herzklappen und wiederholte Embolien vermieden werden. Häufig kommen die Patienten im Herz-Kreislaufversagen ad exitum. Die Candida-Endokarditis wird nach herzchirurgischen Eingriffen, als Spätkomplikation bei Infusionsbehandlungen durch verschieden lokalisierte Katheter, bei Drogenabhängigen nach Gebrauch infizierter Kanülen und nach Applikation von Antibiotika, Kortikoiden und Immunsuppressiva beobachtet. Die klinische Symptomatik der Candida-Endokarditis ist in ihrem Initialstadium uncharakteristisch und leicht mit einer bakteriellen Infektion zu verwechseln. Anfangs stehen subfebrile Temperaturen, Anämie und Dysproteinämie im Vordergrund. Im Unterschied zur bakteriellen Endokarditis fehlen septische Temperaturen, Leukozytose und Linksverschiebung im weißen Blutbild; auch gelingt nur selten der Erregernachweis im Blut. Angesichts der hohen Letalität der Endokarditis candidosa muß mit Nachdruck auf eine planmäßige Prophylaxe verwiesen werden. So sollte der Einsatz von Antibiotika, Kortikosteroiden und Immunsuppressiva nur auf gezielte Indikationen beschränkt bleiben. Vor der weitreichenden Verwendung dieser Medikamente ist es notwendig, neben einer Bakterien- auch eine Pilzdiagnostik durchzuführen.

Bronchopulmonal. Als wesentliche Voraussetzung für die Entstehung einer pulmonalen Candidose sind hochdosierte und protrahierte Antibiotikagaben, Superinfektionen und allgemeinkonstitutionelle Resistenzminderungen anzusehen.
Es wird vermutet, daß es infolge der Vernichtung der physiologischen Bakterienflora durch Antibiotika zu einem Erregerwechsel zugunsten der normalerweise apathogenen Hefen und Pilze und zu schweren Störungen im Vitaminhaushalt kommen kann.
Auf das gehäufte Vorkommen der pulmonalen Candidose bei Tuberkulose-Kranken wird verwiesen. Virusinfektionen, die der Pilzinvasion vorausgehen, werden ebenfalls als mögliche Ursache eines temporären Immundefektes angesehen, der seinerseits kausal für eine sekundäre pulmonale Candidose anzuschuldigen ist. Von tödlichen bronchopulmonalen Candidainfektionen bei Frühgeborenen wird ebenfalls berichtet. So bestand bei diesen Kindern in der ersten Hälfte der Postnatal-Periode eine therapieresistente, respiratorische Insuffizienz, die unter dem Bilde einer unspezifischen Broncho-

pneumonie letal endete. Als Ursache der pilzbedingten Pneumonie werden die für Frühgeburten typischen Resistenzschwäche, die verminderte Salivation und die obligate künstliche Ernährung angesehen.
Klinisch unterscheidet man zwischen einer bronchialen und einer pulmonalen Form der Candidose. Das klinische Bild der bronchialen Form zeichnet sich durch quälenden Hustenreiz und reichlich schleimig-eitriges Sputum aus. Der röntgenologische Befund ist uncharakteristisch mit Hilusverdichtungen, vermehrter peribronchialer Zeichnung und fleckförmigen, bisweilen großflächigen Infiltrationen. Hingegen bietet die pulmonale Form eine ausgeprägte Symptomatik. Der Patient leidet unter Fieberschüben, schmerzhaft eingeschränkter Atmung, pleuritischen Reizungen und teilweise blutigem Sputum. An röntgenologischen Veränderungen finden sich stärkere Reaktionen des interstitiellen Bindegewebes mit besenreiserförmigen Streifenzeichnungen von der Lungenwurzel zur Peripherie hin. Disseminierte Candida-Granulome, isolierte Pilzinfiltrate mit Kavernenbildung und proliferative und zirrhotische Alterationen ähneln weitestgehend dem Bild einer Tuberkulose. Von allen Candidaarten wird auch bei bronchopulmonalen Candidamykosen Candida albicans am häufigsten isoliert.
Problematisch erscheint jedoch die Frage, inwieweit dem Nachweis von Candida albicans im Sputum und auch im Bronchialsekret eine entscheidende pathognomonische Bedeutung zukommt. So wird Candida albicans in der Mundhöhle und im Sputum von 20-55% sonst gesunder Probanden gefunden.

Cerebral. Die Candida-Meningitis bzw. -Enzephalitis wird häufig als klinische Teilmanifestation einer septischen Candidämie beobachtet, kann aber auch als isolierter Organbefall auftreten. Das Vorkommen einer Candida albicans-Meningitis im Säuglingsalter wird auf eine noch nicht ausreichend funktionsfähige zelluläre Immunität zurückgeführt. Das Zentralnervensystem kann auf hämatogenem, bedingt auch auf lymphogenem Wege und durch eine Ausbreitung per continuitatem infiziert werden. Eine nicht zu unterschätzende Infektionsquelle bei Kleinkindern stellt die Haut dar, über die die Pilze durch Infusionseinstichstellen oder Nabelvenenkatheter einwandern können. So wird angeführt, daß die isolierte Organmanife-

station vor allem dann vorkommen kann, wenn bei einer ursprünglich bakteriellen Meningitis durch intrathekale Injektionen eine artefizielle Candida-Infektion induziert wird.
Die Candidose des Zentralnervensystems verläuft in der Regel protrahiert und in ihren Symptomen uncharakteristisch. So zeichnen sich besonders Candida-Enzephalitiden durch symptomarme Verlaufsformen aus. Klinische Symptome einer Candida-Infektion des Zentralnervensystems können Erbrechen, Durchfälle, Nackensteifigkeit, gespannte Fontanellen und Hydrozephalus sein. Sie unterscheiden sich somit nicht von den Meningo-Enzephalitiden bakterieller Genese. Makroskopisch ähnelt die Meningitis candidosa weitgehend einer tuberkulösen Hirnhautentzündung. Histologisch finden sich die Zeichen einer meist basalen Meningitis mit chronisch vernarbender und eitrig-granulierender Entzündung. Das entzündliche Exsudat besteht aus Lymphozyten, Plasmazellen und relativ wenigen polymorphkernigen Leukozyten. Im Gehirn zeigen sich kleine Abszesse und Granulome, die aus epitheloiden Zellen, aus Riesenzellen vom Langhans- und Fremdkörpertyp und aus einem „unspezifischen" Granulationsgewebe aufgebaut sind.
Aufgrund der uncharakteristischen klinischen Symptomatik und der teils diffizilen Diagnostik wird in vielen Fällen von Candida-albicans-Meningoenzephalitis die Diagnose nicht intra vitam gestellt. Dies gilt besonders für die Candida-Enzephalitis, bei der die Liquor-Veränderungen häufig nur diskret sind und der Erregernachweis zu Lebzeiten nur in den seltensten Fällen geführt werden konnte.

Andere Lokalisationen. Es sei noch einmal darauf hingewiesen, daß im Rahmen einer generalisierten Candidose oder bei begünstigenden Faktoren ein isolierter oder auch kombinierter Candida-Befall aller Organe beobachtet werden kann. Nur selten werden Fälle von Candida-Arthritis berichtet. So werden diese Organmanifestationen bei Neugeborenen gelegentlich im Zusammenhang mit einer Infektion durch Nabelvenen- bzw. Nabelarterienkatheter bei Candida-Sepsis und bei Erwachsenen nur nach langdauernder Therapie mit Antibiotika, Kortikosteroiden und Immunsuppressiva erwähnt. Bei Kindern mit Leukosen wurde in Einzelbeobachtungen das seltene Bild einer Candida-Osteomyelitis diagnostiziert.

3.1.6 Chronisch mukokutane Candidose

Die chronisch mukokutane Candidose des frühen Lebensalters kann praktisch als klinisch augenfälliges Symptom einer immunologischen Abnormität und bei Spätmanifestation häufig als erstes Anzeichen einer zugrundeliegenden malignen Erkrankung gewertet werden. Besonders häufig liegen Defekte der zellulären Immunität in Form der primären und sekundären Defektimmunopathien vor, jedoch wird diese Form der Candidose auch bei Immunmangelsyndromen beobachtet, die z. T. mit Thymomen, Polyendokrinopathien, Malignomen und Sideropenien assoziiert sind.

Die Klassifizierung der chronisch mukokutanen Candidose nach Higgs und Wells hat heute allgemeine Anerkennung gefunden. So wird diese Form der Candidose in zwei Gruppen unterteilt, und zwar 1. in eine, die mit einer klar definierten Defektimmunopathie in Zusammenhang gesehen werden muß, und 2. in eine, bei der die chronische Candidose der Haut und Schleimhäute als vorherrschendes Symptom angesehen wird und der ein nicht immer sicher klassifizierbarer Immundefekt zugrundeliegt. Die chronische Candidose wird praktisch immer beim Schweizer Typ der Agammaglobulinämie, beim Nezelof-, beim DiGeorge-Syndrom und bei der familiären infantil-septischen Granulomatose beobachtet. Das letzte Syndrom ist nicht als primärer Immundefekt anzusehen, sondern basiert vielmehr auf einer Funktionsstörung der polymorphkernigen Leukozyten. Dieser Defekt der intrazellulären Keimabtötung wird bei der chronisch granulomatösen Erkrankung und dem Syndrom des Myeloperoxidasemangels der Granulozyten beobachtet.

Zu der chronisch mukokutanen Candidose als beherrschender Krankheit werden nach Higgs und Wells die familiäre *und* die diffuse chronisch mukokutane Candidose, das Candida-Endokrinopathie-Syndrom und die chronisch mukokutane Candidose mit Spätmanifestation gezählt. Kann man bei diesen Erkrankungen auch Abnormitäten der humoralen und zellulären Immunreaktionen beobachten, so handelt es sich doch nicht um primär genetisch determinierte Defekte. Während bei der familiären chronisch mukokutanen Candidose über 50% der Untersuchten Störungen in der zellulären Immunität aufwiesen und bei wenigstens 70% ein latenter Eisenmangel nachgewiesen werden konnte, litten die Patienten mit diffuser chronisch mukokutaner Candidose unter einem Eisenmangel und dysvitaminotischen Zuständen, die in gewisser Hinsicht für einen zugrundeliegenden metabolischen Defekt sprechen. Beide Erkrankungen zeichnen sich durch eine chronische orale und Nagel-Candidose mit relativ geringer Hautbeteiligung aus. Bei dem Candida-Endokrinopathie-Syndrom werden als häufige endokrinologische Störungen ein Hypoparathyreodismus, ein Hypokortizismus, eine Hypothyreose und ein Diabetes mellitus beobachtet. Bei diesen Endokrinopathien werden in der Regel Autoantikörper wie Rheumafaktoren und Antithyreoglobuline und antiadrenale Antikörper nachgewiesen. Treten die klinischen Symptome der Candidose bei den klar definierten Defektimmunopathien unmittelbar unter oder auch nach der Geburt auf, so werden sie bei der familiären und der diffusen chronisch mukokutanen Candidose sowie dem Candida-Endokrinopathie-Syndrom meistens innerhalb der ersten zehn Lebensjahre beobachtet. Dahingegen manifestiert sich die chronisch mukokutane Candidose mit ihren Späterscheinungen praktisch nie vor dem 35. Lebensjahr, und sie umfaßt Candidosen unter dem Bilde der Prothesenstomatitis bei malignen Tumoren und bei Thymomen sowie idiopathische Formen wie z. B. bei latentem Eisenmangel und Dysvitaminosen.

Sehr selten lassen sich bestimmte klinische Symptome der Candidose sicher spezifischen Immundefekten zuordnen. Vielmehr bedingt die Heterogenität der prädisponierenden Faktoren eine Varianz des klinischen Erscheinungsbildes (Abb. 56, S. 93). Fast immer sind die Schleimhäute, die Nägel und häufig auch die Haut in unterschiedlicher Ausdehnung befallen (Abb. 57, S. 93). Es besteht eine gewisse Neigung zum Befall der Akren (Abb. 58, S. 93). Die Hände und Arme werden häufiger befallen als die unteren Extremitäten. Die kutanen Läsionen sind im Gegensatz zu den oralen und vaginalen Schleimhautveränderungen schmerzlos. Allen Manifestationen ist die relative Therapieresistenz auch auf gezielt eingesetzte antimyzetische Medikamente zu eigen. Erst auf konsequent durchgeführte Therapie hin, nach der Durchführung einer weitestgehenden Korrektur des zugrundeliegenden, meist zellulären Immundefektes können Erfolge verzeichnet werden. Die klinische Symptomatik der Schleimhaut-, Haut- und auch der systemischen Manifestationen im Rahmen der chronisch mukokutanen Candidose ist absolut identisch mit den bereits geschilderten lokal- und organspezifischen Befunden. Eine Differenz besteht allerdings in der unterschiedlichen teils über Jahre bestehenden relativen Therapieresistenz. Auffallend sind ferner die sporadisch beobachteten ausgeprägten Hyperkeratosen der kutanen Läsionen, die fließende Übergänge zum Candida-Granulom zeigen können und als Variante der chronisch mukokutanen Candidamykose angesehen werden. Eine Ausdehnung der oralen Candidose auf den Magen-Darmtrakt wird selten beobachtet. Bei der reinen mukokutanen Candidose ohne Organbeteiligung kann die Prognose quoad vitam – in Abhängigkeit vom assoziierten Immundefekt – meist als günstig beurteilt werden.

3.1.7 Candida-Granulom

Bei Säuglingen und Kindern, aber auch bei Erwachsenen mit immunologischen Defekten können kutan-subkutane Manifestationen der Candidainfektion in Form des Granuloma candidosum und bei Generalisation unter dem Bild der granulomatösen Candidose auftreten (Abb. 59, S. 93). Die Veränderungen erinnern teilweise an eine vegetierende Pyodermie oder auch an Malignome (Abb. 60, S. 93). Als typische Lokalisation dieser Candidose können der behaarte Kopf, das Gesicht, die Mundschleimhaut sowie die Nägel und Nagelwälle angesehen werden. Aber auch disseminierte Formen unter dem Bilde der granulomatösen mukokutanen Candidose mit Genitalbefall, Befall der Fußsohlen, Cilien, Stimmbänder und des Respirationstraktes werden erwähnt. Generell können alle Kombinationsformen zwischen der disseminierten Form bei Kindern und der regional lokalisierten Form bei Erwachsenen angetroffen werden.

Das histologische Bild des Candida-Granuloms ist charakterisiert durch breite Zapfen des Stratum corneum, die tief in die Epidermis eindringen und an ihrer Basis eine große Zahl von Pilzsporen und -hyphen aufweisen. Zwischen diesen Hornzapfen unterliegt die Epidermis einem pathologischen Verhornungsmodus, der durch amorphe Schollen (Keratokolloid) gekennzeichnet ist. Die Pilzelemente werden nur in der Hornschicht angetroffen. Auf den fullikulären Charakter des Krankheitsprozesses, der an der behaarten, aber auch lanuginösen Haut am stärksten angreift, wird von vielen Autoren hingewiesen.

Problematisch erscheint noch die klinische Zuordnung des Candida-Granuloms. So erhebt sich die Frage, ob das Candida-Granulom ein selbständiges Krankheitsbild oder lediglich eine expressive Variante im Rahmen der chronisch mukokutanen Candidose darstellt. Heute werden unter dem Begriff Candida-Granulom das Granuloma candidosum, die Candidosis granulomatosa und die chronisch granulomatöse mukokutane Candidose subsumiert. Als Formen einer lokalen Prädisposition ohne Störung der zellulären Immunfunktion sind z. B. ein am Penis lokalisiertes Candida-Granulom und auch Fälle von Granuloma glutaeale infantum zu werten. Beim Granuloma glutaeale infantum werden die Hautveränderungen der Säuglinge unmittelbar mit der Anwendung fluorierter Steroide in Zusammenhang gebracht. Durch den Gebrauch von Plastikhöschen über den Windeln kann zusätzlich eine pathogenetisch begünstigende Okklusion für Hefepilze gegeben sein.

Es besteht heute kein Zweifel mehr, daß die unter dem Begriff Candida-Granulom zusammengefaßten Hautveränderungen weitestgehend auf einer Störung der zellulären Immunität basieren. So wird die Natur dieser Hautveränderung aller Wahrscheinlichkeit nach in einem konstitutionellen Defekt der Abwehrlage des Patienten gesehen. Die extreme Empfänglichkeit der Patienten mit Candida-Granulomen gegenüber Infektionen mit Hefepilzen wird auch durch das Konzept einer „specific immunologic unresponsiveness" (= spezifische immunologische Reaktionslosigkeit) zu erklären versucht. Der fehlende Nachweis prädisponierender Faktoren im Sinne eines Immundefektes bei Fällen von Candida-Granulomen oder von Candidosis granulomatosa kann unter Umständen durch das Fehlen der sehr diffizilen diagnostischen Untersuchungstechniken erklärt werden. Mit Sicherheit kann davon ausgegangen werden, daß bei der

---

Abb. 56, 57 u. 58. Chronisch mukokutane Candidosis der Schleimhäute, der Nägel und der Akren

Abb. 59 u. 60. Candida Granulome. Granulomatöse Veränderungen am Naseneingang und den Fingern

Abb. 61. Rechteckige in Arthrosporen. Zerfallende Hyphen von Geotrichum candidum

Abb. 62. Pityriasis versicolor im oberen Stammbereich

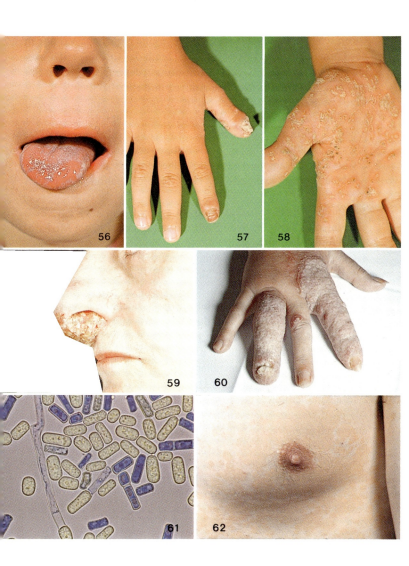

chronischen granulomatösen Candidose eine erhebliche Varianz in der Form der Immundefekte besteht. Durch die Therapie mit Transfer-Faktoren wurde z. B. eine Rekonstitution der zellvermittelten Immunreaktionen gegen Candida-Antigen und eine therapeutisch günstige Beeinflussung der schweren chronischen granulomatösen Candidose erzielt. Störungen in der zellvermittelten Immunabwehr gegen Candida albicans können auch wie folgt erklärt werden:
1. Candida albicans wird nicht als Antigen erkannt.
2. Candida albicans wird zwar als Antigen erkannt, und Effektormoleküle werden synthetisiert, eine Zellproliferation tritt jedoch nicht ein.
3. Candida albicans wird als Antigen erkannt, und auch eine Zellproliferation tritt ein, eine Synthese von lymphozytären Mediatoren findet aber nicht statt.
4. Candida albicans wird als Antigen erkannt, auch eine Zellproliferation und die Synthese von Mediatoren finden statt, die Mediatoren werden jedoch nicht aktiviert.

Der elementare Befund des zellulären Immundefektes bei der chronischen granulomatösen Candidose ist in der kutanen Anergie zu sehen. So wird bei diesen Fällen gleichzeitig eine verzögerte Abstoßung von Hauttransplantaten und eine fehlende Sensibilisierung mit hochwirksamen Kontaktallergenen wie 2,4-Dinitrochlorbenzol (DNCB) beobachtet. Auch ein Defekt im Mechanismus der Phagozytose wird vermutet.

Als ein Syndrom der Paradoxie bezeichnen Gray und Good die chronisch granulomatöse Erkrankung der Kinder. Während die Immunität der Patienten sehr wohl in der Lage ist, virulente Organismen wie Streptokokken, Meningokokken, Pneumokokken und Haemophilus influenzae zu bekämpfen, besteht jedoch eine Abwehrschwäche gegenüber den Mikroorganismen von geringer Virulenz wie Staphylokokken, Aerobacter, Escherichia coli, Candida albicans, Aspergillus und Nocardia.

Als zentraler Angelpunkt der Immundefizienz ist ein Leukozytendefekt anzusehen. Der metabolische Defekt der Leukozyten beruht auf der Unfähigkeit, Wasserstoffperoxyd in normalen Mengen zu produzieren, wodurch katalasepositive Organismen nicht angegriffen werden können. Die Mikroorganismen werden zwar von den Leukozyten aufgenommen, aber nicht abgetötet.

3.1.8 Candida-Sepsis

Bei hämatogener Generalisation von Candida albicans kommt es zum Bild der Sepsis candidosa, die in ihrer Verlaufsform durchaus dem Bild bakterieller Septicämien mit intermittierenden Fieberschüben, Inappetenz, Erbrechen, Diarrhoe, rapider Gewichtsabnahme und Kreislaufkollaps ähnelt. Mit Recht wird auf die Schwierigkeit hingewiesen, eine Candida-Sepsis allein aus den klinischen Symptomen und Befunden frühzeitig zu erkennen. Häufig lenkt erst die Therapieresistenz gegenüber antibakteriellen Antibiotika das Augenmerk auf eine Pilzinfektion, und nicht selten wird dann die Diagnose erst post mortem gestellt.

Sehr sinnvoll erscheint die Einteilung der Candida-Sepsis nach klinisch-pathogenetischen Gesichtspunkten von Symmers, der in eine Form ohne erkennbar prädisponierende Faktoren, in eine weitere, die aus einer direkten Inokulation des Keims in den Organismus resultiert und in eine, die sekundär als Komplikation zu einer Erkrankung oder deren Behandlung auftritt, unterteilt. Amann differenziert die Sepsis candidosa aufgrund ihrer Infektionsmodi in zwei Ausbreitungsformen. So stellt er die Infektion per continuitatem auf Haut und Schleimhäuten der hämatogenen Form gegenüber, die nach Einbruch eines Schleimhautprozesses in die Blutbahn zu metastatischen Herdsetzungen führt. Mit Nachdruck muß auf die Problematik bei der Bewertung einer Candidämie verwiesen werden. Unter dem Bild einer Sepsis werden alle Übergänge von der sogenannten hämatogenen Mikroaussaat über harmlose saprophytäre Besiedelungen mit blander, meist chronisch verlaufender Organmanifestation bis hin zu hochakuten, lebensbedrohlichen Zuständen beobachtet. Als Grundvoraussetzung für die Intensität eines Pilzbefalls sind die lokale Epithelschädigung sowie die lokale und allgemeine Immundefizienz anzusehen. Als Eintrittspforten für die Keime kommen sowohl die Schleimhäute als auch das Integument in Frage. Häufigste Invasionsorte sind der Digestions- und der bronchopulmonale Trakt. Lebende Hefezellen werden auch bei besonders jungen und in ihrer Abwehr geschwächten Individuen nicht regelmäßig durch die intakte Darmwand persorbiert. Der Selbstversuch bei einem gesunden Probanden, der nach oraler Gabe großer Mengen von Candida albicans eine Candidämie und Candidurie zeigte, läßt den

Schluß zu, daß für die Persorption von Hefezellen aus dem Darmlumen offensichtlich auch die Keimmenge ein wichtiges pathogenetisches Moment darstellt. Nach Verletzung des Integuments kann auch die Haut Ausgangspunkt einer schnell fortschreitenden Candidasepsis mit letalem Verlauf sein. Häufig kommt es bei großflächigen Verbrennungen des Körpers zu einer Invasion von Candida mit der Gefahr einer hämatogenen Generalisation. So wurde bei 37,1% der Patienten mit großflächigen Verbrennungen kulturell ein Befall der Wunden mit Pilzen und bei 4,3% histologisch das Bild einer Pilzinvasion gefunden. Wahrscheinlich begünstigen mehrere und komplex zusammenwirkende Faktoren im Wechselspiel zwischen Keim und Wirtsorganismus die Progression vom Wundbefall zur Gewebsinvasion. Bei Patienten mit Candidasepsis wird das Zusammenwirken von drei gravierenden Momenten als Anstoß für eine Generalisation der Infektion angesehen:
1. die jeweilige schwere Grundkrankheit,
2. die notwendige Langzeitbehandlung mit Breitbandantibiotika,
3. der Subclavia- bzw. Cavakatheter.
Im Rahmen einer septischen Generalisation der Keime können alle Organe befallen werden. In der Regel sind jedoch Herz und Nieren betroffen.
Als begünstigende Faktoren für eine Candida-Sepsis werden in der Literatur angeführt: Katheter in Venen und Arterien, Resistenzschwächen im Säuglingsalter, die Anwendung von Antibiotika, eine Schwangerschaft und der Einsatz von Immunsuppressiva.

3.1.9 AIDS

Infektionen mit Candida albicans gehören bei AIDS-erkrankten Personen zu den opportunistischen Infektionen, die zunehmend häufig beobachtet werden können.
Candidosen der Schleimhäute des Mundes können zum wichtigsten Ausgangspunkt für eine invasive und disseminierte Candida-Infektion des Magen-Darm-Traktes und der inneren Organe werden. Hier spielt die invasive Candida Ösophagitis offenbar eine ganz bedeutsame Rolle. Die Häufung schwerer, oft tödlicher Candida-Infektionen bei immunsupprimierten Patienten ist seit langem bekannt, wird

aber zu wenig beachtet. Die Therapie manifester Pilzinfektionen kann bei AIDS natürlich letztendlich nicht erfolgreich sein. Daher ist es wichtig, zeitig eine Prophylaxe zu betreiben. Diese kann einmal darin bestehen, eine frühzeitige Sanierung des Oro-Gastro-Intestinal-Traktes vorzunehmen. Zum anderen kommt es darauf an, Candida-Mykosen der Haut zu beseitigen und eine prophylaktische Therapie mit Ketoconazol durchzuführen.

3.1.10 Candidid

Candidide sind als allergisch-hyperergische kutane Manifestationen eines lokalen oder innerlichen Befalls mit Candida-Pilzen anzusehen. Sie treten hauptsächlich als vesikulöse, papulo-squamöse oder Erythema-nodosum-artige Effloreszenzen auf. Ein Candidid kann mitunter lediglich in einer so unbedeutenden Hautveränderung wie einer feinlamellösen Schuppung über den Augenbrauen bestehen. Verständlicherweise wird diese dezente kutane Manifestation nur zu leicht übersehen.

Unklarheit herrscht noch darüber, ob die bei den id-Reaktionen beteiligten Immunabläufe zum Sofort- oder verzögerten Typ zu rechnen sind. Bekannt ist nur, daß die Hautreaktionen stets mit Beseitigung der Primärinfektion verschwinden. Als sogenannter mykologischer Fokus kommen meist die Interdigitalräume und der Darm in Frage. Auch spezifische Reize wie Antibiotikagaben, bakterielle Sekundärinfektionen, Licht und chemische Substanzen können eine Mykid-Reaktion auslösen.

Die intradermale Testung mit Candida-Antigen besitzt als diagnostisches Kriterium nur wenig Aussagewert, da im Laufe des Lebens bei praktisch allen Menschen eine Candidabesiedelung oder -infektion eintritt, die dann zur Bildung zellulärer, aber auch humoraler Antikörper führt. So finden sich bei etwa 80–90% der Bevölkerung ein positiver Candidin-Test und bei etwa 20% erhöhte Agglutinationstiter. Holti führt an, daß die Colitis mucosa („irritable colon syndrome"), die Urticaria chronica, der Pruritus ani und der generalisierte Pruritus mit großer Wahrscheinlichkeit teils als klinische Manifestation einer allergischen Reaktion auf Candida albicans gewertet werden dürfen. Bei diesen allergischen Mechanismen besteht ein Anhalt für ein invasives Wachstum der Pilze.

3.1.11 Therapie der Candida-Mykosen

Für die Lokaltherapie der Candidosen stehen Präparate mit breitem Wirkspektrum wie Bifonazol, Clotrimazol, Miconazol, Naftifin und Isoconazol zur Verfügung. Sofern ausschließlich Hefen als Erreger beteiligt sind, kann man auch bewußt auf die Präparate mit einem engen Wirkungsspektrum zurückgreifen, wie Nystatin, Amphotericin B und Natamycin.

Von den älteren Therapeutika eignen sich auch Farbstofflösungen (Solutio pyoctanini, Solutio Castellani, Tinctura Arning, Brillantgrün) z. T. in Kombination mit Schwefel-Schüttelmixtur, Schwefel-Paste und/oder Salbe.

Auch Vioform-Präparate als Öl, Lotio, Schüttelmixtur, Paste und Salbe sind anzuwenden. Großflächig nässende Effloreszenzen und intertriginöse Formen sprechen gut auf eine Initialbehandlung mit feuchten Umschlägen (Clorina-Kaliumpermanganat, Tannin) und Einlegen von Leinen- oder Mullstreifen in die Hautfalten an. Bei starker Ekzematisation kann die Behandlungsdauer durch den Einsatz von Kortison-Kombinationspräparaten deutlich verkürzt werden.

Für die Lokalbehandlung der Schleimhäute eignen sich besonders beim Säugling 0,5-1%ige Pyoctanin-Lösung und hefepilzwirksame Suspensionen und Tropfen. Bei enteralem Befall muß sowohl die Mundhöhle mit Suspension oder Tropfen und der Darm mit Dragees bzw. Tabletten konsequent über 7-14 Tage therapiert werden. Generell sollte eine vaginale Candidose zuerst mit Externa - unter gleichzeitiger Einbeziehung des Partners - therapiert werden. Aus der Gruppe der Imidazol-Derivate stehen heute dem behandelnden Arzt neben den Präparaten zur 6- bzw. 7-Tage-Therapie solche für eine 3-Tage- und auch 1-Tages-Therapie (z. B. Canesten) zur Verfügung.

Bei Organ- und Systembefall ist die Kombinationsbehandlung mit Amphotericin B und 5-Fluorcytosin als Infusion noch immer das Mittel der Wahl. Simultan sollte die Therapie der Mundhöhle und des Magen-Darm-Traktes mit Nystatin, Amphotericin B oder Natamycin in Form von Suspension oder Tropfen und Tabletten bzw. Dragees durchgeführt werden. Diese Präparate werden zwar nur in geringen Dosen vom Magen-Darm-Trakt resorbiert. Häufig bilden

jedoch gerade die Mundhöhle und der Magen-Darm-Trakt den für die systemische Ausbreitung wichtigen mykotischen Fokus. Bei der pulmonalen Form empfiehlt sich eine Verabfolgung der hefepilzwirksamen Antimykotika in Form von Aerosolen. Bei Persistenz des Beschwerdebildes müßte auch hier eine Infusions-Therapie durchgeführt werden.
Bei der chronisch mukokutanen Candidose scheint der Einsatz von Cimetidin, einem H_2-Histamin-Rezeptor-Antagonisten (H_2-Blokker), vielversprechend zu sein.
So konnten z. B. unter der Gabe von Cimetidin, 4×300 mg täglich oral, bei Patienten mit dominant vererbter chronisch mukokutaner Candidose und Anergie der zellulären Immunität zellvermittelte Immunmechanismen initiiert werden. Die Patienten entwickelten u. a. intradermale Hauttest-Reaktionen und produzierten Leukozyten-Migrations-Inhibitions-Faktoren auf Candida-Antigen. Weitere Untersuchungen stehen zur Zeit noch aus.

3.1.12 Schlußbetrachtung

Besonders im Krankheitsbild der chronischen und mukokutanen Candidose wird die Vielfältigkeit der potentiell begünstigenden Faktoren für diese Mykose deutlich sichtbar. So resultiert die klinische Entität Candidose aus einer Vielzahl von Immundefekten, die vorrangig die zellvermittelte Immunität und die Funktion der Phagozyten, aber auch kombinierte Schäden der T- und B-Lymphozyten betreffen. Für die Überwindung einer Candidose bzw. die Resistenz gegenüber Candida albicans scheinen also die zellvermittelte Immunität und die Phagozytose von elementarer Bedeutung zu sein. Dahingegen kommt dem B-Zell-System und damit den humoralen Antikörpern nur eine untergeordnete Rolle zu, die dann in einer Förderung der Phygozytose der Hefen durch Makrophagen zu sehen ist. Vor allem haben jedoch humorale Antikörper gegen Candida eine rein diagnostische Bedeutung.
Hieraus erklärt sich, daß die klinische Symptomatik der Candidose unmittelbar von der Schwere des T-Zell-Defektes abhängt. So wird das Krankheitsbild um so komplexer sein, je ausgeprägter der Defekt der zellvermittelten Immunität ist. Bei dem heutigen Konzept

des immunologischen Apparates wird es verständlich, daß bei einem Defekt der T-Lymphozyten auch ein Mangel an Makrophagen aktivierenden Lymphokinen auftreten und somit die candidazide Funktion der Phagozyten entfallen kann.

Bei der Kenntnis um die Natur der prädisponierenden Faktoren versteht sich, daß die erfolgreiche Therapie einer Candidose, eine komplette oder – wenn nicht möglich – zumindest eine weitestgehende Korrektur des zugrundeliegenden lokalen bzw. generellen Immundefektes voraussetzt und damit erforderlich macht. Andernfalls beinhaltet die Persistenz der prädisponierenden Faktoren fast zwangsläufig schon ein Rezidiv der Candida albicans-Infektion.

Bei Patienten mit deutlicher Immundefizienz sollten Pilzinfektionen ein- bis zweimal wöchentlich kulturell ausgeschlossen werden. So empfehlen sich Untersuchungen des Sputums, Rachens und Stuhls. Die Überprüfung der Antikörper-Titer mit Hilfe des Candidahämagglutinations-Tests empfiehlt sich in größeren Intervallen. Ein Titeranstieg ist dann schon pathognomonisch für eine akute Infektion.

3.2 Cryptococcose

Die Cryptococcus-Mykose, auch als Cryptococcose, europäische Blastomykose oder nach den Erstbeschreibern als Busse-Buschkesche Krankheit bezeichnet, wird durch Cryptococcus neoformans hervorgerufen. Sie ist eine seltene, in Europa aber nicht unbekannte, systemische Mykose. Es ist auffällig, daß der Pilz weltweit bekannt und in der Natur in reichem Maße anzutreffen ist, im wesentlichen aber nur den erheblich reduzierten menschlichen Organismus befällt. In der Umwelt des Menschen werden die Sproßpilze beim Vieh in der Landwirtschaft, bei Haustieren, besonders auch bei Tauben und in Exkrementen von Wellensittichen und Papageien gefunden. Eine Manifestation der Erkrankung tritt bei diesen Tieren offenbar nicht ein.

Infektionen mit Cryptococcus neoformans verdienen in den letzten Jahren zunehmend an Bedeutung, weil sie vor allen Dingen eine wichtige Rolle bei AIDS spielen.

3.2.1 Klinik

Selten ist primär die Haut befallen, viel eher die Lunge. Gewöhnlich erfolgt die Infektion über den Nasotrachealraum und führt zur Besiedelung des Bronchialtraktes. Hämatogen kommt es dann zur Ausbreitung. Das scheint auch in der Regel der Weg für den Befall des zentralen Nervensystems und anderer Organe zu sein. Bei den disseminierten, mit Septikämie einhergehenden Cryptococcus-Mykosen findet man Ansiedlungen in der Haut und den Hirnhäuten. Wegen der klinisch stark variierenden Symptomatik wird die Diagnose zu Beginn häufig verkannt. Ein Befall der Haut und Schleimhaut wird mit etwa 10% bzw. 3% relativ selten beobachtet. Man sieht häufig feste, teils fluktuierende, langsam wachsende Hautinfiltrate, die in vielen Fällen nicht selten an ein Erythema nodosum denken lassen. Die blau-roten, später ulzerierenden Knoten können in ihrer kutanen Form vielschichtig variieren und akneiforme Effloreszenzen wie Papeln und Pusteln oder auch ulzerierende Knoten mit unregelmäßiger granulomatöser Oberfläche bilden. Die teils stark infiltrierten Knoten und Plaques weisen deutliche Infiltration und Induration auf. An den Schleimhäuten sieht man anfänglich glasige Knötchen, die in großflächige Ulzerationen übergehen können. Primär wird eine asymptomatische Ansiedlung von Cryptococcus neoformans im Bronchopulmonal-System vermutet. Klinisch sind diese Veränderungen uncharakteristisch. Selten werden subfebrile Temperaturen, mäßiger Hustenreiz und geringer schleimiger, teils blutig tingierter Auswurf gesehen. Beunruhigend ist die Affinität der Hefepilze zum Zentralnervensystem. Die Symptomatik reicht von der Meningitis oder Meningo-Enzephalitis bis hin zum fokalen Befall mit tumorähnlichen Granulomen und Pseudozysten im Groß- und Kleinhirn, selten in der Medulla.

Differentialdiagnostisch erinnern die Haut- und Schleimhautveränderungen an vegetierende Pyodermien oder Syphilide. Auch unter dem Bild einer therapierefraktären Impetigo und akneiformer Papeln und Pusteln kann sich durchaus eine Cryptococcus-Mykose verbergen. Pulmonale Veränderungen werden häufig als Tuberkulose bzw. Neoplasma fehldiagnostiziert und nicht selten erst durch den Pathologen erkannt.

3.2.2 Erreger

Cryptococcus neoformans wird als Saprophyt weltweit in der Natur beobachtet. Im Gegensatz zu dem ubiquitären Vorkommen sind jedoch klinisch relevante Erkrankungen beim Menschen eher selten. Offenbar kommt es zunächst zu einer weitgehend asymptomatischen Ansiedlung der Pilze über die Atemwege in der Lunge. Für die Manifestation der gefürchteten Erkrankung einer Cryptococcus-Mykose ist das Vorliegen tiefgreifender lokaler bzw. genereller Immundefekte Voraussetzung. So tritt diese Krankheit gehäuft bei hämatopoetischen Leiden wie Morbus Hodgkin und anderen Leukosen auf.

Auf Grund der Kapselbildung des Erregers, die unterschiedlich stark ausgeprägt sein kann, werden die Abwehrreaktionen des befallenen Organismus erst relativ spät induziert. In Abhängigkeit von der Kapselausbildung finden sich zelluläre Reaktionen in Form von granulomatösen Prozessen und nekrobiotischen Zerfallsherden in der Regel nur bei fortgeschrittenen Infektionen. Gegen Zellwand und Kapsel gerichtete Antikörper werden teils von der Kapselsubstanz gebunden und sind somit nicht immer serologisch nachweisbar.

Wegen der uncharakteristischen klinischen Symptomatik ist jedoch bei dieser häufig fatalen Hefepilz-Infektion gerade die frühzeitige Diagnostik zu fordern. Als Untersuchungsmaterial dient Liquor cerebrospinalis, Sputum, Urin, Eiter und Gewebsmaterial. Im Nativpräparat gelingt der Nachweis von Cryptococcus neoformans nur selten. Die Methode der Wahl ist das Tuschepräparat nach Burri mit deutlicher Hofbildung um den Sproßpilz, die durch die Kapsel zustande kommt. Myzel bzw. Pseudomyzel werden niemals beobachtet.

Für den histologischen Erregernachweis im Biopsie-Nachweis empfehlen sich die PAS-Färbung, bei der sich die Pilzzellen rot anfärben, und die ebenfalls die Cryptococcus neoformans-Zellen rot tingierende Grocott-Gomori-Färbung.

Kulturell lassen sich die Erreger auf herkömmlichen Nährböden bei 37 °C über mindestens eine Woche relativ leicht anzüchten. Die hefeartige Kultur erscheint anfänglich weiß und wird später cremefarben bis gelbbraun. Im Gegensatz zu Candida-Arten ist zu beachten, daß das Wachstum von Cryptococcus neoformans in bräunlichen Kolonien erfolgt, während Candida-Kolonien eine weißliche bis cremefarbene Tingierung aufweisen. Der Nachweis agglutinierender und komplementbindender Antikörper bleibt mykologischen Speziallaboratorien vorbehalten. Ein Anstieg und Abfall der Antikörper scheinen dabei mit dem Krankheitsverlauf bzw. dem Therapieerfolg zu korrelieren.

3.2.3 Therapie

Auch bei Befall der Haut und Schleimhaut muß neben einer lokalen Behandlung mit Farbstofflösungen, Nystatin, Amphotericin B oder Imidazol-Präparaten eine systemische Behandlung eingeleitet werden. Dies um so mehr, als wegen des lange asymptomatischen Verlaufs bei Organbefall nicht davon ausgegangen werden kann, daß das Krankheitsgeschehen auf die Haut oder die Schleimhäute beschränkt bleibt. Eine Therapie mit Amphotericin B und 5-Fluorcytosin allein oder – effizienter – in Kombination haben sich bewährt. Über die systemische Verabreichung von Ketoconazol (Nizoral) liegen noch keine Erfahrungen vor.

3.3 Rhodotorulose

Von den 9 Rhodotorula-Arten werden Rhodotorula aurantiaca, Rhodotorula glutinis und Rhodotorula rubra nicht selten als Begleitkeime auf Kulturplatten differenziert. Bei Menschen finden sich häufig in Kulturen von Haut, Nägeln, im Genital- und Intestinaltrakt und im Gallensekret Rhodotorula rubra und Rhodotorula glutinis.

3.3.1 Klinik

Der klinische Befall verläuft immer symptomarm. Bisher kann die Frage noch nicht befriedigend beantwortet werden, inwieweit Rhodotorula-Arten humanpathogen sind oder ob lediglich ein rein saprophytäres Vorkommen den häufigen Nachweis bedingt und dadurch die ubiquitäre Verbreitung in Nahrungsmitteln, im Erdboden, an Pflanzen und in der Luft erklärt werden kann.

3.3.2 Erreger

Rhodotorula rubra, Rhodotorula glutinis.

3.3.3 Diagnose

Alle Rhodotorula-Arten wachsen in der Kultur mit rosafarbener bis tief dunkelroter Farbe. Es werden kleine runde bis ovaläre, flache, initial feuchte, später matt glänzende Kolonien gebildet. Mikroskopisch sind die Sproßzellen rund bis länglich oval konfiguriert. Pseudomyzel bzw. Myzel werden nur andeutungsweise gebildet.

3.3.4 Therapie

Wegen des nicht gesicherten humanpathogenen Vorkommens scheint auch eine Therapie fraglich. Meist wird Rhodotorula als Begleitkeim, z. B. bei einer Candidose, simultan mittherapiert.

3.4 Torulopsose

Torulopsis-Arten finden sich im Erdboden, vorrangig in stehenden Gewässern und in einigen Nahrungsmitteln, vor allem in Milch- und Milchprodukten. Von den 36 Arten der Gattung Torulopsis wird allein Torulopsis glabrata eine sicher, den anderen Arten eine potentiell humanpathogene Bedeutung zugeschrieben. Wie die Candida-Arten sind auch die Torulopsis-Pilze echte opportunistisch-pathogene Erreger, die erst bei Vorliegen prädisponierender Faktoren den Organismus befallen und schädigen können.

3.4.1 Klinik

Haut und Schleimhäute werden häufiger durch Torulopsis-Arten befallen, während eine Erkrankung innerer Organe durch diese Hefepilze extrem selten ist. Das klinische Bild ähnelt weitestgehend dem der Candidose.

3.4.2 Erreger

Früher Torulopsis glabrata, seltener Torulopsis candida, Torulopsis inconspicua werden sie heute in die Gattung Candida eingegliedert und als Candida glabrata und Candida famata bezeichnet.

3.4.3 Diagnose

Mikromorphologisch finden sich relativ kleine, rundliche bis geringovale Hefezellen, die kleiner als Candida-Blastosporen sind. Pseudomyzel und Myzel fehlen. In Ausnahmefällen wird ein rudimentäres Pseudomyzel beschrieben. Makroskopisch finden sich glatte, runde, weiche, weißliche bis cremefarbene Kolonien.

3.4.4 Therapie

Sie ist mit der für Candida-Arten identisch.

3.5 Trichosporose

Trichosporon-Arten sind weltweit verbreitet. Humanpathogen und von klinischem Interesse scheint allein Trichosporon cutaneum zu sein. Dieser Hefepilz kann bei Menschen und Tieren gefunden werden.

3.5.1 Klinik

Das klinische Bild ähnelt weitestgehend dem einer Candida-Infektion. Häufiger befallen sind die Haut, die Nägel und der Respirationstrakt. An den Haaren, besonders den Barthaaren, verursacht Trichosporon cutaneum die sogenannte Piedra alba, bei der weißliche bis hellbraune Knötchen um den Haarschaft herum gebildet werden. Allerdings bestehen noch gewisse Kontroversen bezüglich der Zuordnung des Krankheitsbildes der weißen Piedra zur Trichosporon cutaneum-Infektion. So gibt es Autoren, die hierfür allein Trichosporon beigelii als Keim anschuldigen, während andere Autoren diese beiden Arten für synonym halten.

3.5.2 Erreger

Trichosporon cutaneum.

3.5.3 Diagnose

Mikromorphologisch finden sich Myzelfäden, die in Arthrosporen zerfallen. Gerade das Phänomen der fadenbildenden Hefe ist verwirrend und kann die Diagnostik einer Dermatophytose bei Sekundärbefall mit Trichosporon cutaneum erschweren.
Eine gezielt gegen Dermatophyten gerichtete Behandlung würde somit die fadenbildende Hefe Trichosporon cutaneum nicht sicher miterfassen.
Die Arthrosporen sind nahezu rechteckig. Blastosporen werden in jungen Kulturen häufig gefunden, in älteren Kulturen nimmt die Blastosporenbildung ab. Das Vorkommen von Blastosporen stellt ein entscheidendes Differenzierungsmerkmal gegenüber Geotrichum-Arten dar, denen diese Fähigkeit fehlt. In der Kultur finden sich rasch wachsende, weiche, feuchte Kolonien von weißer bis gelblicher Farbe. Mit zunehmendem Alter sieht man dann eine sich verstärkende oberflächliche Fältelung.

3.5.4 Therapie

Sie entspricht weitgehend der von Candida-Infektionen.

3.6 Geotrichose

Im Rahmen der medizinisch wichtigen Hefepilz-Infektionen soll auch die Geotrichose besprochen werden, die jedoch von einigen Autoren den Mykosen durch Schimmelpilze zugeordnet wird. So zeigt der Erreger Geotrichum candidum in der Kultur ein hefeähnliches Wachstum. Er ist ein ubiquitär vorkommender Saprophyt und läßt sich auf Lebensmitteln – bevorzugt Früchten, Gemüsearten, Milch und Milchprodukten, aber auch im Erdboden nachweisen. Im Verdauungstrakt Gesunder wird der Pilz in etwa 30% angetroffen, in einer Häufigkeit, die auch für das Vorkommen von Candida-Arten angenommen wird. Problematisch erscheint die pathogenetische Bewertung dieses Erregers.

3.6.1 Klinik

Klinisch manifestiert sich Geotrichum candidum im Verdauungs- und Atemwegstrakt, selten auf der Haut. Das Erscheinungsbild ähnelt weitestgehend dem der Candidose. Während sich die pulmonale Form unter dem Bild einer chronischen Bronchitis bzw. Bronchopneumonie manifestieren kann, äußert sich der intestinale Befall meist durch chronische Diarrhöen. Eine Differenzierung von der Candidose ist auf Grund klinischer Befunde nicht möglich. Problematisch erscheint die Frage, ob der Erreger ursächliches Agens oder lediglich Sekundärbesiedler ist.

3.6.2 Erreger

Geotrichum candidum und etwa 10 weitere Geotrichum-Arten sind bekannt, ohne daß sie jedoch mit Sicherheit humanpathogenen Erregern zugeordnet werden können.

3.6.3 Diagnose

Mikroskopisch finden sich die septierten Hyphen, die in rechteckige Arthrosporen zerfallen (Abb. 61, S. 93). Mikromorphologisch läßt sich Geotrichum von Trichosporon-Arten durch das Fehlen von Blastosporen differenzieren. In der Kultur wächst Geotrichum candidum in Form weißer, hefeartiger, flacher, durchweg glanzloser Kolonien. Es fällt ein obstähnlicher Geruch auf. Bei älteren Kulturen erscheint das Myzel bauschig und filzig. Der Farbton wechselt ins Gelbliche.

3.6.4 Therapie

Bei entsprechender klinischer Symptomatik und bei wiederholt positiven Kulturergebnissen sollte Geotrichum candidum eliminiert werden. Für die Behandlung der Geotrichose werden Nystatin, Amphotericin B, Imidazolpräparate, Haloprogin (Mycanden) und Ciclopiroxolamin (Batrafen) empfohlen. Weitere Imidazol-Derivate (u. a. Bifonazol, Sulconazol, Oxiconazol) werden in Kürze in den Handel kommen, wobei sich Bifonazol nach den bisher vorliegenden umfangreichen Ergebnissen durch die nur 1mal-Applikation pro die und eine deutliche Verkürzung der Therapiedauer bei den meisten Dermatomykosen auszeichnet (Mycospor).

Clotrimazol	Canesten
Econazol	Epi-Pevaryl
Miconazol	Daktar, Epi-Monistat
Ketoconazol	Nizoral

3.7 Pityriasis versicolor

Bei der Pityriasis versicolor (Kleieflechte) handelt es sich um eine milde, aber rezidivfreudige, weltweit beobachtete Mykose. Sie wird heute als nosoparasitäre Erkrankung mit zeitweiliger oder dauernder

Disposition angesehen, während die Virulenz der Erreger weit in den Hintergrund tritt. Ihr Auftreten wird durch hohe Außentemperaturen und Schwitzen begünstigt. Bevorzugt sind jüngere Menschen betroffen, aber nicht unterhalb einer Altersstufe von 5-6 Jahren. Dieser Umstand wird mit der niedrigen Talgproduktion in dieser Altersperiode in Zusammenhang gebracht. Frauen sollen etwas häufiger als Männer befallen sein.
Während die Rezidivquote sehr hoch ist, ist die Infektiosität oder besser die Kontagiosität, die Übertragung von Mensch zu Mensch, eher gering. Eine Ansteckungsgefahr ist wohl nicht für die Partner selbst bei langdauerndem intensiven Kontakt gegeben, wohl aber für Kinder mit entsprechender genetischer Disposition. Überwiegend wird die Pityriasis versicolor als nicht ansteckungsfähige Erkrankung angesehen. Voraussetzung für die Entstehung der Pilzerkrankung scheinen bestimmte individuelle Faktoren zu sein, die jedoch bislang nicht sicher bestimmt werden konnten. Endogene und exogene Ursachen kommen dabei in Betracht. Die Neigung zum Schwitzen spielt eine Rolle, jedoch erkrankt nicht jeder, der mit dem Erreger behaftet ist, an einer Pityriasis versicolor. Auch von nichtbefallener Haut und gesunder Haut konnten die Pilze in 90-100% nachgewiesen werden. Die Pityriasis versicolor ist besonders in Gegenden mit gemäßigtem Klima weitgehend auf die seborrhoischen Areale beschränkt. In den Tropen kommt sie dagegen auch an anderen Körperstellen vor. Es besteht eine direkte Abhängigkeit von hohen Temperaturen, wie man sie in den Tropen und auch subtropischen Gebieten mit einer entsprechend hohen relativen Luftfeuchtigkeit findet. Luftabschluß, erhöhte CO_2-Spannung und die Anwendung von Ölen und Fetten auf der Haut gelten als begünstigende Faktoren für das Entstehen einer Pityriasis versicolor. Auch systemische Cortisonanwendung, Behandlung mit Immunsuppressiva und schlechte Ernährung werden verantwortlich gemacht. Kein Zusammenhang dagegen besteht mit persönlichen oder allgemeinen hygienischen Verhältnissen. Mit Ansteigen der Reinigungsmaßnahmen und der Wasch- und Badegewohnheiten wird offenbar nicht die Erkrankung beeinflußt, wohl aber die Diagnose erschwert.

3.7.1 Klinik

Die subjektiv wenig beeinträchtigende und nur selten mit Juckreiz einhergehende Erkrankung zeigt ein klinisch typisches Bild. Häufigste Lokalisationen sind der obere Stamm mit Ausdehnung auf die Oberarme, den Nacken und seltener den Bauch (Abb. 62, S. 93). Auch Befall der Achseln, Leisten und Oberschenkel, weit weniger häufig die Unterarme, des Gesichts und des behaarten Kopfes, werden beobachtet. Die Fußsohlen und Handinnenflächen bleiben jedoch immer ausgespart.

Es finden sich linsen- bis münzgroße, teils auch großflächig konfluierende, unregelmäßig begrenzte Herde von gelblichem, braunem, bis hin zu rötlichem Kolorit. Bei dunkelhäutigen Personen können die Hautveränderungen auch einen braunschwarzen Farbton aufweisen. Die typische kleieförmige, glanzlose Schuppung läßt sich durch leichtes Kratzen mit dem Holzspatel (Hobelspan-Phänomen) oder durch Abrißpräparate mit Vinyl-Klebestreifen (Tesafilm) demonstrieren.

Bei dunkelhäutigen Menschen und unter Insolation beobachtet man nicht selten das Auftreten der Pityriasis versicolor alba (Abb. 63, S. 117). Im Bereich der befallenen Hautareale kommt es dabei zu einer relativen Depigmentierung (Abb. 64, S. 117). Diese Leukoderme wurden früher allein auf eine Reflexion von Ultraviolett-Strahlen durch die pityriasiforme Schuppung zurückgeführt. Nach dieser Auffassung dient der Pilzrasen gleichsam als Sonnenschutz für die befallene Haut, während die nicht betroffene Umgebung ein normales Pigmentierungsverhalten aufweist. Für dieses Erscheinungsbild wird heute jedoch auch ein direkter Einfluß von Stoffwechselprodukten des Erregers auf die Melanogenese verantwortlich gemacht. Es kommt zur Tyrosinasehemmung und zum zytotoxischen Effekt auf die Melanozyten.

Diese hypopigmentierten Hautareale können teils für viele Monate bestehen bleiben, wobei dann auch die typische Schuppenbildung fehlen kann. Differentialdiagnostisch sind das seborrhoische Ekzem, die Pityriasis rosea, die sekundäre Syphilis und das Erythrasma abzugrenzen. Bei Vorliegen einer Pityriasis versicolor alba muß an eine Vitiligo und sekundäre Leukoderme gedacht werden.

3.7.2 Erreger

Als Erreger der Pityriasis versicolor wird Malassezia furfur angesehen, der als dimorpher Hefepilz mit einem Nebeneinander von Hefen und Myzel in der Haut gilt. Einige Untersucher nehmen an, daß es sich bei Malassezia furfur um die parasitäre Phase und bei Pityrosporon orbiculare um die saprophytäre Wuchsform handelt. Zur Gattung Pityrosporon rechnet man P. orbiculare, P. ovale und P. pachydermatis. P. ovale wurde früher überwiegend für das Entstehen eines seborrhoischen Ekzems verantwortlich gemacht. Die morphologischen Unterschiede zwischen P. orbiculare und P. ovale sind jedoch offenbar gering, wenn auch angenommen wird, daß die Zellen bei P. ovale größer sind. Von vielen Untersuchern wird eine Differenzierung nicht für notwendig erachtet, zumal Übergänge vorkommen sollen.

P. orbiculare wächst bei 37 °C unter Zusatz von Lipiden nach 3 Tagen. Auf Spezialnährböden und unter bestimmten Bedingungen kann es auch zur Bildung von Myzel kommen. Bei Erwachsenen kann Pityrosporon orbiculare schon in 90-100% der Fälle auf normaler unveränderter Haut gefunden werden, so daß der Nachweis allein noch nicht das Bestehen einer Pityriasis versicolor bedeutet.

3.7.3 Diagnose

Im Nativpräparat lassen sich die regelmäßig in Haufen angeordneten runden bis ovalen Sporen und gekrümmten Myzelfäden direkt im Schuppenmaterial nachweisen. Die abgerundeten Pilzelemente sind in Nestform angeordnet und durchsetzt bzw. umgeben von kurzen, gekrümmten und wenig septierten Myzelien (Abb. 65, S. 117). Es ist der Vergleich von „Spaghetti mit Hackfleisch" gebraucht worden. Durchaus bewährt hat sich auch die Anfertigung eines Abrißpräparates. Ein Klebestreifen wird auf die verdächtige Hautstelle gebracht, unmittelbar danach wieder abgerissen und auf einen Objektträger geklebt. Größere Schuppenbildung kann von der PAS-Färbung mit Kalilauge aufgelöst und die überschüssige Flüssigkeit mit Filterpapier abgesaugt werden.

Eine Anfärbung der Erreger mit Lactophenol-Baumwollblau kann

die Diagnose erleichtern, da der Farbstoff rasch in die Pilzzellen eindringt und ihre Konturen betont.
Im Woodlicht zeigen die Effloreszenzen nur eine schwach gelbe bis rötlich-gelbe Fluoreszenz. Dieser Befund ist mit Zurückhaltung zu bewerten, kann allerdings auch zum Auffinden wenig schuppender, hautfarbener Läsionen beitragen.

3.7.4 Therapie

Unbehandelt kann die Pityriasis nach Jahren auch ohne Therapie abheilen. Alkoholische Lösungen (70%iger Äthylalkohol bzw. 50%iger Isopropylalkohol) mit Zusätzen von 2% Salicylsäure und 1% Phenol werden häufig angewandt (z. B. Acid. salicyl. 2,0, Phenol. liquefact. 1,0, Spir. dil. ad 100,0). Der therapeutische Effekt kann durch eine Initialbehandlung mit selensulfidhaltigen Shampoos (Ellsurex Paste, Selsun Suspension) gefördert werden. Hierfür wird an drei aufeinanderfolgenden Tagen der angefeuchtete Körper mit dem selensulfidhaltigen Externum eingeschäumt und dies nach 10 Minuten abgewaschen. Besonders effizient läßt sich die antimykotische Lokalbehandlung durch die Applikation von Imidazolderivaten wie Clotrimazol (Canesten), Bifonazol (Mycospor) Miconazol (Epi-Monistat, Daktar), Econazol (Epi-Pevaryl) und Isoconazol (Travogen) gestalten.
Weitere sehr wirksame Antimykotika sind Tolnaftat (Tonoftal), Sulbentin (Fungiplex), Haloprogin (Mycanden) und Ciclopiroxolamin (Batrafen). Wenn die lokaltherapeutischen Maßnahmen bei ausgedehntem Befall oder häufig rezidivierenden Hautveränderungen nicht zum Erfolg führen, wird Ketoconazol als ausgezeichnete Alternative betrachtet. Mit einer Dosierung von 200 mg täglich über einen Zeitraum von 3–5 Wochen konnten gute therapeutische Resultate erzielt werden. Auch eine Behandlung mit 200 mg Ketoconazol täglich über einen Zeitraum von 10 Tagen hat gute Therapieergebnisse gezeigt. Als wirksame prophylaktische Behandlung wird die Verabreichung von 200 mg Ketoconazol an 3 aufeinander folgenden Tagen jeden Monat empfohlen. Die Patienten-Compliance wird dabei als besser eingestuft.
Der Vorteil dieser Behandlung beruht auf der Erfassung aller befal-

lenen Stellen bei guter Verfügbarkeit des Ketoconazol im Talg. Es erhebt sich jedoch die Frage, ob diese harmlose Erkrankung, die einer Lokalbehandlung sicher und schnell zugänglich ist, in jedem Fall eine systemische Behandlung rechtfertigt oder ob diese nur Ausnahmefällen vorbehalten bleiben soll.

Bei hoher Rückfallquote wird eine prophylaktische Behandlung schon zu Beginn des Sommers empfohlen. Zur Sicherung des Therapieerfolges müssen auch die prädisponierenden Faktoren wie feuchtwarmes Klima, warme Arbeitsplätze, ungeeignete Kleidung und die Neigung zum Schwitzen berücksichtigt werden.

Was die Bedeutung dieser Erkrankung und ihre erfolgreiche Therapie betrifft, so sind deutliche Unterschiede von Nord nach Süd bemerkbar. Es ist nicht gleich, ob die Erkrankung aus der Sicht eines Mittel- oder Nordeuropäers oder eines Nordamerikaners betrachtet wird und schon gar nicht, welche Rolle ihr in den Tropen oder subtropischen Regionen zukommt.

4 Schimmelpilz-Mykosen

Dem DHS-System folgend müssen die Schimmelpilze von den Dermatophyten und den Hefen abgegrenzt werden. Die Ausbildung eines Luftmyzels macht die Unterscheidung von den Hefen in der Regel einfach. Ungleich schwieriger hingegen, wenn auch oft aus therapeutischen Gründen erforderlich, ist die Differenzierung gegenüber den Dermatophyten. Die Bedeutung der Schimmelpilze für das Entstehen von Dermatomykosen wird recht unterschiedlich beurteilt. Von einigen Autoren wird ihre Rolle bei der Entstehung von Pilzinfektionen der Haut überbewertet, von anderen wiederum nicht zur Kenntnis genommen.

In der Tat sind die meisten Schimmelpilze für den Menschen nicht pathogen, sondern leben von abgestorbener organischer Substanz und können in besonderem Maße Krankheiten bei Pflanzen hervorrufen. Einige Schimmelpilze können aber durchaus auch auf der menschlichen Haut als Parasiten, oft zusammen mit Dermatophyten und Hefen, angetroffen werden. Man muß sie dann als opportunistisch pathogen bezeichnen, da ihrer krankmachenden Eigenschaft immer prädisponierende Faktoren vorangehen müssen. Erst wenn die Immunreaktionen gestört werden, können die Schimmelpilze ihre pathogenen Fähigkeiten ausspielen. Es ist zu bedenken, daß diese Pilze häufig beim Menschen nachgewiesen werden können, ohne daß sie in den Krankheitsprozeß einbezogen sind. Sie dringen nicht aktiv in das Gewebe ein, sondern müssen als „Trittbrettfahrer" bezeichnet werden, die auf eine günstige Gelegenheit, d.h. ein Absinken der Infektabwehrmechanismen, warten.

4.1 Aspergillose

Die Pilze kommen weltweit vor und bevorzugen einen Wechsel von Feuchtigkeit und Trockenheit. An der Haut gelten die verschiedenen Aspergillus-Arten im allgemeinen als nicht pathogen. Sie spielen jedoch eine wohl zunehmend wichtige Rolle als opportunistisch-pathogene Erreger, und ihr Krankheitsspektrum reicht von den allergischen Erkrankungen des Respirationstraktes, den Mykoallergien über die Mykotoxikosen bis hin zu einem systemischen Befall mit häufig tödlichem Ausgang.

4.1.1 Klinik

Das klinische Bild mit Befall der Haut ist eher uncharakteristisch. Aspergillosen der inneren Organe haben jedoch eine schlechte Prognose. Man muß unterscheiden zwischen diffusen, pleuropulmonalen und generalisierten Aspergillosen. Wegbereiter sind auch hier besonders immunsuppressive Behandlungen und Maßnahmen in der Intensivmedizin sowie die moderne chirurgische Therapie am Herzen und die Transplantation von Organen. Verantwortlich für die Entstehung der Erkrankung ist also im wesentlichen erneut die Reaktionslage des Organismus.
Aspergillussporen kommen in Luftproben außerordentlich häufig vor. Das kann einmal zu einem allergischen Asthma führen, zum anderen auch zu einer diffusen Infektion der Lunge (akute oder chronische Lungenaspergillose), zur Aspergilluspneumonie und zum Aspergillom mit Darstellung einer Luftsichel im Röntgenbild. Zuverlässiger als die Untersuchung des Sputum ist in der Regel die Untersuchung des transtrachealen Aspirats oder bronchoskopisch gewonnenen Materials. Sorgfältige Tomographie und serologische Untersuchungen helfen die Diagnose sichern. Die Aspergillus-Myokarditis gilt als sehr schwere Komplikation bei anderen Grundkrankheiten. Aspergillosen der Nasennebenhöhlen sind beschrieben worden bei Patienten mit Diabetes mellitus und nach Kortisonbehandlung, sowie Hornhautgeschwüre und Befall des Zentralnervensystems mit ebenfalls besonders ungünstiger Prognose.

In der Kultur zeichnen sich die verschiedenen Aspergillus-Arten durch ein rasches Wachstum und flache Koloniebildung mit samtiger bis pudriger Oberfläche aus. Die Farbbildung reicht von weiß über grün bis dunkelgrün, braun, gelb und schwarz. Die runden Konidien wachsen säulenartig aufgereiht auf einem sogenannten Konidienköpfchen, das wiederum aus einem Fuß hervorgeht, der aus dem dünnen septierten Myzel entsteht (Abb. 66, 67, S. 117).

4.2 Scopulariopsidose

Der Schimmelpilz Scopulariopsis brevicaulis wird nicht selten aus den Zehennägeln und besonders den Großzehennägeln nachgewiesen. Ihm kommt insofern eine große Bedeutung zu, als dieser Pilz in seiner Natur häufig verkannt wird. Veränderungen der Nägel werden grundsätzlich als Dermatophyten-bedingt und damit als Griseofulvin-empfindlich angesehen. Das trifft jedoch für Onychomykosen durch Schimmelpilze in keinem Fall zu.

Das Wachstum von Scopulariopsis brevicaulis erfolgt relativ schnell, wobei die Kulturen zuerst weiß, dann braun und pudrig werden und ein gefälteltes Zentrum aufweisen (Abb. 68, S. 117). Die Konidiophoren entwickeln sich aus einem septierten Myzel und bilden zahlreiche kettenförmige Konidien, deren Außenwände rauh sind und mit Zahnrädern verglichen werden (Abb. 69, 70, S. 117).

Abb. 63 u. 64. Pityriasis versicolor alba

Abb. 65. Nativpräparat bei Pityriasis versicolor. Abgerundete Pilzelemente in Nestform mit kurzen gekrümmten Myzelien „Spaghetti mit Hackfleisch"

Abb. 66 u. 67. Mikroskopische Darstellung von Konidienköpfchen der Aspergillusarten

Abb. 68. Kultur von Scopulariopsis brevicaulis

Abb. 69 u. 70. Konidiophoren von Scopulariopsis brevicaulis mit Zahnradkonidien

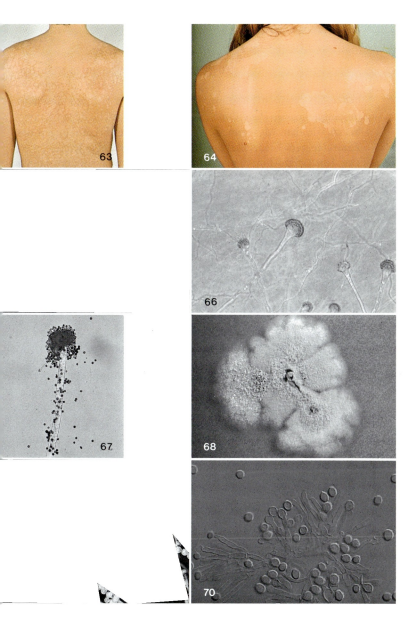

4.3 Cladosporiose

Einige Cladosporium-Arten sind für den Menschen nicht pathogen. Sie finden sich als Getreideparasiten und im Erdreich auf abgestorbenen organischen Substanzen. Andere Arten besitzen durchaus humanpathogene Bedeutung. Sie spielen bei verschiedenen Krankheiten wie dem Myzetom, der Chromomykose, Erkrankungen des Zentralnervensystems und der Haut (Tinea nigra) eine Rolle.
Die Tinea nigra-Infektion erfolgt nicht in Europa, sondern immer bei Aufenthalt in tropischen bzw. subtropischen Ländern. Befallen sind die oberen Hautschichten, vorwiegend die Handflächen und Fußsohlen. Auffällig sind die grau-braun-schwarzen Flecke. Andere Veränderungen oder Beschwerden treten nicht auf.
Das kulturelle Wachstum erfolgt nicht gerade schnell. Der Farbton ist in der Aufsicht grün-braun bis schwarz mit samtartiger Oberfläche und an der Unterseite schwarz.

4.4 Chrysosporiose

Diese weltweit vorkommenden Pilze leben als Saprophyten überwiegend auf dem Erdboden. Infektionen beim Menschen sind offenbar extrem selten, bei einem Nachweis jedoch auf die Lunge beschränkt. In der Kultur wachsen die Chrysosporium-Arten recht unterschiedlich, häufig bilden sie ein grauweißes Luftmyzel aus. Die rundlichen, ovalären oder birnenförmigen Konidien können bei höheren Temperaturen eine recht erhebliche Größenzunahme zeigen.

4.5 Cephalosporiose

Den Cephalosporium-Arten wird eine gewisse Bedeutung nicht aberkannt. Sie sind beim Myzetom, Onychomykosen und Keratitis gefunden worden und wurden vereinzelt auch bei Meningitis und granulomatösen Prozessen nachgewiesen. In der Kultur wachsen die Pilze schnell mit anfangs feuchter, glatter Oberfläche, die später von weißem Luftmyzel überwuchert wird. Die ellipsenförmigen Konidien sitzen im Haufen aneinander an der Spitze dünner Konidiophoren.

4.6 Fusariose

Fusarium-Arten sind beschrieben worden bei verbrannter Haut und Keratomykose. In der Kultur wächst der Pilz schnell mit wolligem Luftmyzel und weißer Pigmentierung, die später auch rosa-rot oder gelb werden kann. Mikroskopisch sind septierte, bogenförmige Makrokonidien charakteristisch.

4.7 Verticilliose

Die Bedeutung dieser Schimmelpilze als Krankheitserreger wird unterschiedlich beurteilt. Von einigen wird ihnen keine pathogene Bedeutung beigemessen, die von anderen wiederum nicht so strikt abgelehnt wird.

4.8 Penicilliose

Penicillium- und Alternaria-Arten gelten im allgemeinen nicht als pathogen für die menschliche Haut. Eine große Bedeutung jedoch haben sie bei der Entstehung von Inhalationsallergien.

4.9 Madura-Mykose

Die Madura-Mykose ist auch bekannt als Myzetom oder Madura-Fuß. Im strengen Sinne darf diese Erkrankung nicht den Mykosen zugerechnet werden, da nicht ausschließlich Pilze, sondern auch Bakterien eine Rolle spielen können. Neben Madurella mycetomi spielen Cladosporium-, Streptomyces- und Nocardia-Arten sowie Aktinomyzeten eine Rolle.

Die Erkrankung kommt in unseren Breiten praktisch nicht vor, häufiger jedoch in den Tropen und Subtropen. Sie nimmt ihren Ausgang von Verletzungen, die von den am Erdboden lebenden Erregern infiziert werden. Man diagnostiziert die Erkrankung daher in der Regel an den unteren Extremitäten.

Das klinische Bild ist gekennzeichnet durch entzündliche Veränderungen, aus denen sich Infiltrationen, Fisteln und geschwürige Prozesse entwickeln.

4.10 Chromomykose

Diese chronisch kutane Mykose wurde bisher unter der Bezeichnung Chromoblastomykose geführt. Das ist jedoch nicht richtig, da die Erreger nicht zu den Blastomyzeten gerechnet werden. Der Name Chromomykose ist unglücklich gewählt, da nicht die Erkrankung, sondern die Erreger eine dunkelbraune bis schwarze Pigmentierung aufweisen. Es sind vor allem Phialophora verrucosa, P. pedrosoi, P. compacta, P. dermatitidis sowie Cladosporium carrionii. Die Chromomykose wird vornehmlich in den tropischen Regionen Amerikas und Afrikas beobachtet. Die Erkrankung zeigt gewöhnlich keine Neigung zu Generalisation oder invasivem Wachstum. Da sie gehäuft nach Verletzungen vorkommt, findet man sie in der Regel an den unteren Extremitäten der Erwachsenen. Zu Beginn sieht man eine kleine Papel oder Pustel, aus der sich langsam fortschreitend warzige Knoten oder blumenkohlartige Tumoren entwickeln. Diese Hautveränderungen können sich langsam über die Haut ausbreiten, und gelegentlich kommt es über die Lymphwege oder hämatogen zur Ausbreitung auf andere Organe, wie Gehirn, Lungen und Muskelgewebe. Der Verlauf ist langsam fortschreitend und kann sich über einen Zeitraum von 15-20 Jahren erstrecken, ohne daß eine Tendenz zum Befall innerer Organe besteht.

Die Untersuchung kann direkt aus Schuppen, Eiter oder Biopsiematerial erfolgen. In der Kultur wachsen die Pilze bei 25-27 °C außergewöhnlich langsam. Eine restlos befriedigende medikamentöse Therapie ist bisher nicht bekannt. Über gute Erfolge mit Ketoconazol wird berichtet. Bei frühzeitiger Diagnosestellung kommt eine gründliche operative Entfernung in Frage.

5 Mykosen der inneren Organe

Den Mykosen der inneren Organe wurde lange Zeit nur eine untergeordnete Bedeutung beigemessen, oder sie wurden überhaupt nicht zur Kenntnis genommen. Heute ist besonders die Begriffsbestimmung nicht einfach. Es ist die Rede von Organmykosen, visceralen Mykosen, systemischen und Systemmykosen sowie Endomykosen. Wenn die inneren Organe in den Krankheitsprozeß der Mykose einbezogen sind, so kann das durch primär pathogene Pilze oder durch opportunistisch-pathogene Pilze geschehen. Im ersten Fall ist es erlaubt von Systemmykosen zu sprechen, im zweiten wird der Begriff Endomykosen verwandt. Von anderen Autoren wiederum wird der Begriff Endomykose als übergeordnete Bezeichnung vorgeschlagen.

Zu den Mykosen durch opportunistisch-pathogene Pilze zählen in unseren Breiten die Candidosis, die Aspergillosis, die Cryptococcosis, die Torulopsidosis, die Sporotrichosis und die Mucormykose. Da die meisten dieser Erkrankungen schon abgehandelt sind, bleiben die Mucormykose sowie die als Verletzungsmykose bezeichnete Sporotrichose übrig (Tabelle 6).

Nicht hoch genug kann die zunehmende Bedeutung des Befalls innerer Organe in der klinischen Medizin eingestuft werden, denn Auftreten und Schwere dieser Erkrankungen werden begünstigt durch das Vorliegen prädisponierender Faktoren, und mit diesen sieht sich der Arzt in der Klinik und Praxis, besonders aber in der Intensivmedizin, in wachsendem Maße konfrontiert.

Eine große Bedeutung spielt dabei gerade auf diesem Gebiet die Notwendigkeit, immunsuppressive Maßnahmen anzuwenden, Kortikosteroide, Antibiotika und Zytostatika einzusetzen und operative Maßnahmen einzuleiten. Wesentliche Ursachen sind weiter: Zu-

Tabelle 6. Die wichtigsten europäischen und außereuropäischen Mykosen mit Befall der inneren Organe und ihre Erreger

Candidosis	C. albicans und andere Arten
Aspergillose	A. fumigatus
	A. flavus
	A. niger
Cryptococcose	C. neoformans
Sporotrichose	Sp. schenckii
Mucor-Mykose	Rhizopus
	Mucor
	Absidia
Nordamerikanische Blastomykose	B. dermatitidis
Histoplasmose	H. capsulatum
	H. duboisii
Coccidioidomykose	C. immitis
Paracoccidioidomykose	P. brasiliensis

stand nach Herzoperationen und anderen großen Eingriffen auf dem Gebiet der Chirurgie, neue invasive Prozeduren sowie die verbesserte und aggressivere Behandlung von Leukosen und anderen konsumierenden Systemerkrankungen in allen Bereichen der Medizin.

Man spricht heute von Mykosen mit Beteiligung der inneren Organe (Endomykosen) und von Mykosen mit systemischem Befall (Systemmykosen). Voraussetzung für das Entstehen einer Endomykose aber ist in besonderem Maße nicht allein der Kontakt mit Pilzen, sondern weitaus bedeutsamer ist ihr Eindringen in den Organismus und das Vorfinden eines günstigen Terrains für die Ausbreitung im menschlichen Organismus.

Bei den Mykosen der inneren Organe ist auch die Aufteilung in europäische und außereuropäische Mykosen angebracht. In einer Zeit bequemen und schnellen Reisens ist der Aufenthalt in fernen Ländern nichts Außergewöhnliches und damit auch der Kontakt mit dort vorkommenden Pilzen nicht immer zu vermeiden. Die Erreger außereuropäischer Mykosen gehören weder ständig noch vorübergehend zur Besiedelung des menschlichen Körpers. Schon ihr mikroskopischer und kultureller Nachweis sichert deshalb immer die Diagnose. Das gilt mit einigen Abstrichen für die nordamerikanische Blastomykose (Blastomyces dermatitidis), die Paracoccidioidomykose (Paracoccidioides brasiliensis), die Coccidioidomykose (Coccidioides immitis), die Histoplasmose (Histoplasma capsulatum) und die Chromomykose (5 Arten).

5.1 Endomykosen (Candidosis, Cryptococcosis)

Weitaus schwieriger läßt sich eine bei uns vorkommende Mykose mit systemischer Ausbreitung oder Organbefall diagnostizieren. Hier genügt es in der Regel nicht, den Erreger mikroskopisch und kulturell nachzuweisen, da die Pilze, auch ohne pathogene Bedeutung zu haben, transitorisch in unserem Organismus angetroffen werden können. Es ist deshalb notwendig, neben dem mikroskopischen und kulturellen Erregernachweis auch die Reaktion des Organismus zu berücksichtigen. Die Serodiagnostik der Mykosen hat in den letzten Jahren erhebliche Fortschritte gemacht. Neben den klassischen Verfahren der Komplement-Bindungs-Reaktion, der Präzipitation und der Agglutination gibt es die verfeinerten Methoden der indirekten Hämagglutination, der Immunfluoreszenz und des Präzipitinnachweises, der mit Hilfe von Immundiffusion, Gegenstrom- und Immunelektrophorese durchgeführt werden kann. Für die klinische Bedeutung der serologischen Methoden sind ihre Empfindlichkeit, ihre Spezifität und die Titerbewegungen ausschlaggebend. Bei Risikopatienten läßt sich mit diesen Verfahren eine fortlaufende und einfache Überwachung durchführen. Eine einzige Blutentnahme kann völlig wertlos sein. Entscheidend ist vielmehr die Titerdynamik, auch wenn sie sich bedingt durch immunsuppressive Maßnahmen auf einer niedrigen Ebene abspielt.
Mit zunehmender Dauer der Erkrankung in der Intensivmedizin, mit Fortschreiten des Leidens und der Notwendigkeit medikamentösen und apparativen Einsatzes diffiziler Behandlungsmaßnahmen wächst auch die Bedeutung der Organ- und Systemmykosen. Der

vorher nicht obligatorisch parasitäre Charakter der Pilze wird nun für den Patienten zunehmend gefährlich. Deshalb werden diese Erkrankungen und in ganz besonderem Maße die Candidosis als eine Krankheit der Kranken dargestellt.

5.1.1 Mucormykose

Die Candidamykose, die Cryptococcose, die Torulopsidose und die Aspergillose sowie andere Endomykosen, durch Schimmelpilze hervorgerufen, wurden bereits gemäß ihrer Bedeutung ausführlich dargestellt.
Voraussetzung für das Entstehen der Mucormykose ist das Vorliegen prädisponierender Faktoren. Die Pilze gelten als opportunistisch pathogen. Der am häufigsten vorkommende Erreger dieser seltenen Mykose ist Rhizopus, aber es werden auch Fälle von Mucor- und Absidiabefall berichtet. Eine Ansteckung von Mensch zu Mensch ist nicht möglich. Die Pilze leben als Saprophyten in alten Häusern und Schuppen und auf Lebensmitteln, besonders Brot und Früchten. Die Mucormykose selbst ist eine akute, häufig prognostisch sehr ungünstige Pilzerkrankung. Die nicht septierten Hyphen wachsen in die Arterien hinein und rufen Thrombosen und Infarkte hervor. Bei der kranialen Form der Mucormykose sieht man einen Befall der Nase, der Augenhöhlen, der Augen und des Gehirns. Auch die Lunge kann betroffen sein, ebenso wie der Ösophagus und der gesamte Magen-Darm-Trakt. Kutane und subkutane Mucormykosen sind dagegen ausgesprochen selten.

5.1.2 Sporotrichose

Es handelt sich um eine in der Regel gutartige Infektion, die durch den Pilz Sporothrix schenckii hervorgerufen wird. Man unterscheidet bei dem Erreger zwischen einer stabilen Myzelphase, die bei 20-25°C in der Kultur mit dünnen septierten Hyphen, schlanken Konidiophoren sowie ovalären Konidien wächst und einer labilen unizellulären parasitischen Form, die bei 37°C im Gewebe mit schmalen ovalen Zellen, den sogenannten Zigarrenkörpern, auftritt.

Sporothrix schenckii kommt als Saprophyt in der Natur weit verbreitet auf Pflanzen vor und bevorzugt solche, die mit Stacheln oder Dornen bewehrt sind und deshalb wieder leicht zu Verletzungen an der Haut des Menschen führen können. Der Nachweis auf Pflanzen ist ohne Schwierigkeiten möglich, jedoch ist nicht sicher beweisbar, ob diese Stämme auch humanpathogen sein können.

Bei der Auflistung aller Fälle von Sporotrichose wird deutlich, daß es sich um eine weltweit anzutreffende Erkrankung mit Konzentration bis zum 50. Breitengrad nördlich und südlich handelt. Jedoch wird schnell erkennbar, daß eine auffällige Häufung von Sporotrichose in Zentralamerika anzutreffen ist. Es ist nicht zu bezweifeln, daß noch andere, bisher nicht genügend bekannte Faktoren notwendig sind, um an Sporotrichose zu erkranken.

Der Kontakt mit dem Erreger allein genügt auch hier offensichtlich nicht. In der Regel liegt eine chronische Verlaufsform vor. Außer dem epidermalen und dermalen Befall ist auch ein Eindringen in die Subkutis, sowie eine Erkrankung der Schleimhäute, der Muskulatur, des Skelettsystems, aber auch der inneren Organe mit Bevorzugung der Lunge und des zentralen Nervensystems bekannt.

Zusammenfassend ist noch einmal zu betonen, daß von diesen Endomykosen in der Medizin vor allen Dingen die Candidosis und die Aspergillosis eine Rolle spielen, deren Bedeutung in ihrem ganzen Umfang aber heute noch nicht sicher zu beurteilen ist. Erkrankungen an Cryptococcose werden sicher eine Seltenheit bleiben, ebenso wie die Mucormykose und die Sporotrichose.

Erfolge in der Therapie von Endomykosen müssen recht unterschiedlich beurteilt werden. Wirksame Lokaltherapeutika stehen zur Verfügung, und auch ihr sicherer antimyzetischer Effekt ist im wesentlichen unbestritten. Zur systemischen Behandlung von Mykosen steht uns auch eine Reihe von Chemotherapeutika zur Verfügung, die jedoch in ihrer therapeutischen Wirksamkeit bislang recht unterschiedlich beurteilt werden müssen.

5.2 Systemmykosen

Die Kenntnis dieser Mykosen ist auch für den in Europa tätigen Arzt nicht ohne Bedeutung, da in einer Zeit bequemen und schnellen Reisens die Überwindung großer Entfernungen weniger Anstrengungen erfordert. Zunehmend mehr Touristen suchen exotische Gegenden auf und setzen sich den Umweltbedingungen, vielleicht auch dort vorkommenden Infektionskrankheiten, aus. Man denkt dabei in erster Linie an Malaria, Cholera, Gelbfieber, Dysenterie, Wurmbefall und andere gefährliche und unheimliche Erkrankungen, aber praktisch nie an Mykosen.

Bei der Darstellung der Systemmykosen ist hervorzuheben, daß eine Infektion nur am Ort des Vorkommens der Pilze möglich ist, nicht aber eine Übertragung von Mensch zu Mensch. Die klinischen Erscheinungen hingegen können durchaus erst viele Wochen oder Monate nach der Rückkehr aus den Endemiegebieten hier auftreten.

Als Erreger von Systemmykosen gelten im strengen Sinne die dimorphen Pilze Blastomyces dermatitidis, Histoplasma capsulatum, Paracoccidioides brasiliensis und Coccidioides immitis. Von einigen Autoren wird der Begriff auch ausgedehnt auf die exogen erworbenen Mykosen der inneren Organe, die durch obligat pathogene Pilze verursacht werden. In diesem Fall werden auch die Cryptococcose und die Sporotrichose dazu gerechnet.

Die dimorphen Pilze zeichnen sich dadurch aus, daß sie eine Myzelphase haben, in der sie bei Raumtemperatur in der Kultur wachsen, während sie im Gewebe bei höheren Temperaturen ihre pathogenen Eigenschaften in der Hefephase ausspielen. Neuere Untersuchungen haben ergeben, daß diese Pilze in gewissen Regionen sehr häufig anzutreffen sind, in anderen dagegen praktisch vollständig fehlen. Bei Hauttestungen wurde in endemischen Gebieten eine hohe Ansprechbarkeit gegenüber spezifischen Pilzantigenen gefunden. Die Auseinandersetzung mit diesen dimorphen Erregern ist offenbar sehr viel größer als bisher angenommen wurde, wenn auch nur ein kleiner Teil der Bevölkerung schwere krankhafte Veränderungen aufweist. Das deutet darauf hin, daß eine gut funktionierende Immunabwehr mit der Pilzinfektion jederzeit fertig wird. Erst bei einem Daniederliegen der zellulären Immunmechanismen besitzen die Pilze eine Chance, den Menschen ernsthaft zu gefährden.

5.2.1 Blastomykose

Synonyme dieser Erkrankung sind nordamerikanische Blastomykose und Gilchrist'sche Krankheit. Im wesentlichen ist die Pilzinfektion auf Amerika, die Vereinigten Staaten, Kanada, Mexico und Zentralamerika beschränkt. Einzelfälle sollen auch in Afrika beobachtet worden sein. Am häufigsten wurde die Blastomykose wohl im Ohio-Mississippi-Becken beobachtet.
Das Auftreten der Krankheitserscheinungen ist im klinischen Bild sehr unterschiedlich. Selten werden primäre Hautveränderungen beschrieben. Die Infektion erfolgt über die Lungen und sekundär kann es dann zum Befall der Haut, der Knochen, der ableitenden Harnwege, der Leber, der Milz und anderer Organe kommen. An der Haut sieht man ulzerierte, verruköse, granulomatöse Veränderungen mit einem violetten bis schwarzen Farbton, die häufig mit Krusten bedeckt sind. Die Hautveränderungen nehmen einen chronischen Verlauf und sind nicht schmerzhaft. Amphotericin B gilt als Mittel der Wahl. Das Ansprechen auf die Therapie und die Prognose werden mit der individuellen immunologischen Reaktion in enger Verbindung gesehen.
Bei der mikroskopischen Untersuchung des Sputum und von Gewebsproben aus geschwürigem Zerfall oder Abszeßbildungen findet man natürlich die parasitäre Phase in Form von dickwandigen runden Sproßzellen. Das Wachstum von Blastomyces dermatitidis in der Kultur ist nicht charakteristisch. Der Pilz wächst zuerst hefeähnlich und entwickelt dann ein weißes watteartiges Luftmyzel. Die Komplementbildungsreaktionen gelten nicht als sehr aussagekräftig. Auch die Hautreaktion wird unterschiedlich beurteilt.

5.2.2 Histoplasmamykose (Histoplasmose)

Die Erkrankung wird durch Histoplasma capsulatum hervorgerufen, einen dimorphen Pilz, der in der Hefephase bei 37 °C und in der Myzelphase bei Raumtemperatur wächst. Der Pilz kommt weltweit vor, wird aber vorzugsweise im Erdboden, der mit Ausscheidungen von Vögeln aller Art in Beziehung steht, gefunden. Am weitesten verbreitet ist die Histoplasmose im Mississippi-Becken, sie kommt aber auch außerhalb dieses Gebietes und in anderen Erdteilen vor, obwohl unser Wissen über Ausbreitung und Grenzen bis heute noch nicht vollständig ist.

Die Infektion erfolgt in der Regel nach Inhalation der saprophytären Pilze. Es entwickelt sich eine primär granulomatöse Lungenerkrankung, die jedoch für mehr als 95% aller Betroffenen einen gutartigen und sich selbst begrenzenden Verlauf aufweist. Es kommt zur Calzifizierung des Primäraffektes, so daß der Prozeß schließlich nur noch durch Röntgenstrahlen oder Hautteste nachweisbar ist. Es kann aber auch eine chronisch progressive Lungenerkrankung daraus entstehen, die einer Tuberkulose sehr ähnlich ist. Ein Befall der Lymphknoten ist die Regel und das Auftreten von Histoplasmomen und Kavernen durchaus nicht selten, während eine Histoplasmose der Haut und Schleimhaut eine Ausnahme bleibt. Die seltener vorkommende disseminierte Form gefährdet besonders Kinder, indem sie Hepatosplenomegalie, Fieber, Anämie, Leukopenie und Darmgeschwüre verursacht.

Histoplasma capsulatum kommt in Makrophagen und Monozyten vor, der direkte Nachweis ist jedoch nicht einfach. Verwechslungen mit Leishmanien kommen vor. Der Histoplasmin-Test erlaubt eine Aussage über die Reaktion des Makroorganismus gegenüber dem Erreger und wird bei Reihenuntersuchungen eingesetzt. Agglutinations- und Komplementbindungsreaktionen sowie Immunodiffusionstests sichern die Diagnose. In der Kultur wächst Histoplasma capsulatum bei Zimmertemperatur in weißen oder braunen watteähnlichen Kolonien. Bei Arbeiten in Laboratorien ist höchste Vorsicht geboten, da stets eine Gefährdung für Personen besteht, die mit diesen Pilzkulturen umgehen.

5.2.3 Coccidioidomykose

Valley fever und Posado's disease sind Synonyme dieser Erkrankung, und der Erreger ist Coccidioides immitis, der auch als pathogener Saprophyt bezeichnet worden ist und eine biphasische Morphologie aufweist. Im Gewebe ist er charakterisiert durch die Ausbildung von Sphärulen, in denen sich zahlreiche Endosporen befinden, die nach dem Platzen heraustreten und zu neuen Sphärulen heranwachsen. Die Myzelphase ist durch tonnenförmige Arthrosporen gekennzeichnet und hoch infektiös. Eine Ansteckung von Mensch zu Mensch ist jedoch nicht möglich. Diese Pilze sind in der Natur im wesentlichen auf die Vereinigten Staaten, Mexico und bestimmte Regionen von Südamerika beschränkt. Sie kommen besonders im Westen vor, wo Wüstenklima und Regenperioden in stetem Wechsel auftreten. Die Pilzerkrankung ist in diesen Regionen nicht selten, hat in der Regel aber einen harmlosen Verlauf. Die Infektion wird durch Einatmen von Arthrosporen hervorgerufen, beschränkt sich auf den oberen Respirationstrakt und heilt ab. An der Haut wird gelegentlich ein Erythema nodosum oder Erythema exsudativum multiforme beobachtet. Nur selten kommt es zu einer chronischen Lungeninfektion oder zur Ausbreitung in die Haut und andere Organe. Es bestehen gewisse Ähnlichkeiten hinsichtlich der Gewebsreaktionen und gleichzeitig doch große Unterschiede zur Tuberkulose. Der Verlauf und die Prognose der Erkrankung sind abhängig von der Zahl der eingeatmeten Arthrosporen einerseits und von den Abwehrmechanismen des Organismus andererseits. Obwohl der direkte Nachweis der Sphärulen oder der Endosporen recht einfach erscheinen mag, gibt es doch Verwechslungen mit Blastomyces dermatitidis und Cryptococcus neoformans. Das Wachstum in der Kultur ist nicht charakteristisch und der Umgang mit den Pilzen höchst gefährlich. Der Nachweis ist erst in der Gewebsphase durch die Umwandlung des Myzels in die Sphärulen mit Endosporen typisch und kann durch Schüttelkulturen oder Tierversuche erfolgen. Für die Routinediagnostik sind der Agglutinations- und Immunodiffusionstest genügend empfindlich und spezifisch.

5.2.4 Paracoccidioidomykose

Das bekannteste Synonym dieser Erkrankung aus einer ganzen Reihe von weiteren Synonymen ist südamerikanische Blastomykose, und der Erreger ist Paracoccidioides brasiliensis. Das Vorkommen dieses dimorphen Pilzes ist auf Mittel- bis Südamerika beschränkt, erstreckt sich von Mexiko bis Argentinien, wird in der Hauptsache aber in Brasilien, Venezuela und Kolumbien nachgewiesen.
Auch bei dieser Systemmykose ist auffällig, daß die Erkrankung im

allgemeinen klinisch unauffällig verläuft, während die chronisch progressiven granulomatösen Erkrankungen eher selten sind. Eintrittspforte für die Erreger ist der Nasen-Rachenraum, von dem es zu einem Befall der Atemwege und der Lungen kommt. Granulombildungen mit geschwürigem Zerfall der Schleimhaut des Mundes und des Nasen-Rachenraums werden beobachtet. Die Mykose breitet sich dann über die Lymphwege auf die Lymphknoten, die Haut und andere Organe aus.

Die klinische Diagnose bereitet große Schwierigkeiten, da Verwechslungen mit Tumorgewebe leicht möglich sind und an das Vorliegen dieser Mykose in unseren Breiten nicht gedacht wird, obwohl die Infektion während eines Aufenthaltes in Südamerika erfolgt sein kann. Auch der direkte Nachweis der Hefephase ist schwierig, da die Sproßzellen in der Größe schwanken. Größere reifere Zellen haben eine verdickte Zellwand und sind über einen schmalen Steg mit kleineren Tochterzellen verbunden, die sich um die Mutterzelle herum in Form einer Margerite anordnen. Trotz dieses charakteristischen Befundes ist die Unterscheidung von den anderen Erregern der Systemmykosen und Cryptococcus neoformans nicht immer leicht.

Das Wachstum in der Kultur bei Zimmertemperatur ist nicht charakteristisch. Erst die Anzüchtung der Hefephase bringt Aufschlüsse. Laborinfektionen sind mit diesem Erreger bisher nicht bekannt geworden. Die serologischen Untersuchungsmethoden, wie die Komplementbindungsreaktion, der Nachweis präzipitierender Antikörper und die Immunodiffusion sind wertvolle Verfahren zur Sicherung der Diagnose.

6 Mykoseartige Krankheiten – Saprophytäre Mykosen

Der Begriff saprophytäre Mykosen hat heute bezüglich der hier zu besprechenden Erreger nur noch historische Bedeutung. Früher wurden hierunter die Pityriasis versicolor, das Erythrasma und die Trichomycosis palmellina zusammengefaßt. Die Erreger bezeichnete man damals als aktinomyces-ähnliche oder kokkoide „Pilzelemente". Auf Grund der mikrobiologischen Differenzierung werden die Erreger der Pityriasis versicolor heute den Hefepilzen und die Erreger des Erythrasma und der Trichomycosis palmellina den Bakterien zugeordnet.

6.1 Erythrasma

Beim Erythrasma handelt es sich um eine milde, häufig chronische, oberflächliche Infektion der Haut im Bereich der Oberschenkelinnenseiten, seltener der Achselhöhlen oder der intertriginösen Regionen am Stamm (Abb. 71, S. 135). Auch die Zehenzwischenräume können – eher subklinisch – befallen sein. Das männliche Geschlecht und das mittlere Lebensalter sind überwiegend betroffen. Prädisponierende Faktoren sind Hyperhidrosis, Adipositas und Diabetes mellitus. Erst die sekundären Veränderungen der Ekzematisation können subjektiv Beschwerden verursachen.

6.1.1 Klinik

Das klinische Bild ist in der Regel recht charakteristisch. Die Primäreffloreszenzen treten im Bereich der Oberschenkelinnenseiten, an den Auflagestellen des Skrotums, auf. Es finden sich kleine gelb- bis rötlich-braune, feinlamellös schuppende Effloreszenzen. Primär kleinmakulöse Veränderungen können durch Konfluenz größere, unregelmäßig begrenzte, teils landkartenartige Flecke bilden. Bei Neuauftreten fällt initial eine rötliche, später auch bräunliche Kolorierung und erst sekundär die feinlamellöse, teils kleieartige Schuppung auf.

6.1.2 Differentialdiagnose

Je nach Lokalisation müssen die inguinale Dermatophytose, die Candidosis inguinalis, die Intertrigo, evtl. auch die Pityriasis versicolor und das seborrhoische Ekzem berücksichtigt werden.

6.1.3 Erreger

Als Erreger wird heute das Corynebacterium minutissimum angesehen. Eine überholte und auch falsche Bezeichnung ist Nocardia minutissima. Weitere Spezies können epidemiologisch beim Erythrasma in Frage kommen.

6.1.4 Diagnose

Bei typischer Lokalisation erscheint die Diagnose relativ einfach. Schuppenmaterial kann mit einem stumpfen Skalpell gewonnen, auf einen Objektträger gebracht und nach Aufhellung mit Kalilauge bei 400-facher Vergrößerung oder in der Ölimmersion betrachtet werden. Auch Abrißpräparate haben sich durchaus bewährt. Die Methylenblau-, Gram- oder Giemsafärbung erleichtern die Diagnose. In den gefärbten Präparaten sind die häufig kettenartig angeordneten Stäbchen gut zu erkennen. Manchmal findet man auch traubenförmig gelagerte Bakterien, die an Kokken erinnern. Die kulturelle Anzüchtung ist schwierig und nicht immer befriedigend reproduzierbar. Im Woodlicht weist das Erythrasma eine rötliche bis ziegelrote Fluoreszenz auf. Diese relativ typische Farbe wird auf die Porphyrinausscheidung der Erreger zurückgeführt.

6.1.5 Therapie

Ein gutes Ansprechen wird häufig auf eine milde keratolytische Salbe mit Zusätzen von Salicylsäure und Schwefel beobachtet. Auch haben sich Salicylsäure 2-3%ig in Äthyl- bzw. Isopropylalkohol als externes Therapeutikum bewährt. Die Wirkung kann noch durch den Zusatz von 0,5-1% Phenol verstärkt werden. Selbstverständlich zeigt der Erreger ein schnelles Ansprechen auf antibakterielle Cremes und Salben mit Gentamycin, Erythromycin, Tetracyclinen und Chloramphenicol. Auch die polyvalent wirksamen Antimykotika, wie z.B. die Imidazol-Präparate, weisen eine vorzügliche Wirkung auf. Nur selten muß bei ausgeprägtem Befall und häufigen Rezidiven auf eine systemische antibakteriell-antibiotische Behandlung zurückgegriffen werden. Hierfür empfiehlt sich Erythromycin, 1000 mg über 4 Einzeldosen verteilt täglich. Äußerlich kann in diesen Fällen auch mit blanden Externa gefettet werden. Zusätzlich wird die Applikation von Syndets bzw. sauren Seifen empfohlen.

6.2 Trichomycosis palmellina

Die Bezeichnung ist überaus irreführend, da Pilze als pathogenes Agens ausgeschlossen sind. Die Trichomycosis palmellina wird in schweißbegünstigten Körperregionen - überwiegend in der Achsel-, manchmal in der Schambehaarung und selten an den Barthaaren - gefunden.

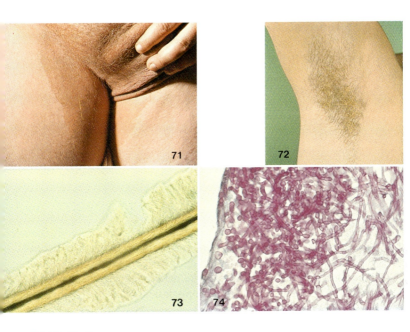

Abb. 71. Erythrasma

Abb. 72. Trichomykosis palmellina

Abb. 73. Mikroskopisches Bild von Trichomykosis palmellina mit gallertartigen Umscheidungen der Haare

Abb. 74. Durchsetzung und Zerstörung einer Niere mit Candida albicans

6.2.1 Klinik

Häufig weisen sämtliche Haare der Achselhöhle eine typisch gallertige Umscheidung auf. Die Veränderungen sind mit bloßem Auge, besser noch mit der Lupe, zu diagnostizieren (Abb. 72, S. 135). Die Haare verfärben sich gelb- bis rötlich, teils auch bräunlich-schwarz (Abb. 73, S. 135). Nicht selten findet man eine entsprechende Verfärbung der Körperwäsche. Auffallend sind ferner der unangenehme Geruch und die in der Regel zu beobachtende verstärkte Hyperhidrosis. Vorrangig erscheint der Befall aber kosmetisch störend.

6.2.2 Differentialdiagnose

Der klinische Befund läßt nur an die Trichomycosis palmellina denken.

6.2.3 Erreger

Corynebacterium tenuis. Nicht selten besteht ein gleichzeitiger Befall mit Staphylo- und Streptokokken.

6.2.4 Diagnose

Die Diagnose ist schon auf Grund des typischen klinischen Befundes möglich. Bei Lupenbetrachtung löst sich häufig die gallertige Umscheidung der Haare in kleinste perlschnurartig aneinandergereihte Verdickungen auf. Mikroskopisch sieht man einen mehr oder weniger deutlichen Bakterienbefall.

6.2.5 Therapie

Es empfiehlt sich eine Rasur der Haare und die Nachbehandlung der Achselhöhle mit den bei Erythrasma bereits erwähnten Externa. Eine systemische Therapie verbietet sich. Jedoch empfiehlt sich eine konsequente Therapie der Hyperhidrosis, um Rezidiven vorzubeugen.

7 Pilz-Allergosen – Myko-Allergosen

Pilze können über Zellwandbestandteile wie Polysaccharide, Peptide und Proteine im Organismus als Antigene wirken und Immunreaktionen hervorrufen. Während besonders tiefe Mykosen durch Dermatophyten zu einer Immunität führen, besteht bei oberflächlichen Infektionen durch Dermatophyten und Erkrankungen durch Hefepilze und Schimmelpilze die Gefahr einer Sensibilisierung.
Auf die allergischen Hautveränderungen in Form der id-Reaktion wurde bereits bei den Mykiden durch Dermatophyten und Hefepilze hingewiesen. Ferner wurde angeführt, daß bei Gegenwart von Hefen im Mund- und Magen-Darm-Bereich ohne klinische Beschwerden ein endogener Fokus für eine Sensibilisierung bestehen kann. Diese Patienten können unter chronischer Urticaria, generalisiertem Pruritus oder Colitis mucosa leiden. Eine Antigenverwandtschaft besteht zu den Back- und Bierhefen.
Nachfolgend soll kurz auf die Asthmaformen und interstitielle Pneumopathien durch Pilzallergene eingegangen werden. Viele Berufszweige sind mit einer erhöhten mykogenen respiratorischen Sensibilisierung in Form von interstitiellen Pneumopathien belastet. Teilweise bestehen noch Unklarheiten, ob hämophile Strahlenpilze, also bakterielle Allergene, und/oder echte Pilze pathogenetisch von Bedeutung sind. Dies betrifft z. B. die Farmer-Lunge bei Personen, die in der Landwirtschaft tätig sind. Eine Differenzierung erscheint noch dadurch erschwert, daß eine Antigenverwandtschaft zwischen echten Pilzen und Strahlenpilzen besteht. Zweifelsfrei ist jedoch, daß der thermophile Schimmelpilz Aspergillus fumigatus z. B. gehäuft in Heu, Getreide und Silagen gefunden wird und somit ein potentielles Allergen darstellt.
Für die Ahornschäler-Krankheit, Käsewäscher-Krankheit, Paprika-

spalter-Lunge und Sequoiosis bei Sägewerkarbeitern ist die Pathogenese durch Schimmelpilze anerkannt. Bei diesen Erkrankungen können auf Grund wiederholter Allergenexpositionen Dyspnoe, Husten, Fieber und schwere Lungenveränderungen auftreten. So werden z. B. bei der Käsewäscher-Krankheit durch Exposition mit Schimmelpilzen (Penicillium-Arten) präzipitierende Antikörper der IgG-Klasse und Immunreaktion vom Typ III (Arthus-Typ) initiiert. Diese allergischen interstitiellen Pneumopathien können durch Intrakutan- und Inhalations-Tests nachgewiesen werden.

Mykogene Allergien unter dem Bild des akuten Asthma bronchiale und/oder der Rhinokonjunktivitis sind Sofortreaktionen, die durch Antikörper vom Typ der Reagine (IgE) verursacht werden. Eine Unterscheidung gegenüber nichtallergischen Beschwerdebildern erfolgt durch die klinisch typische Sofortreaktion bei Exposition gegenüber Pilzallergenen.

Generell finden sich die aeroallergenen Keime im Erdreich. Wichtige Besiedelungsorte sind Pflanzen, Tiere, Orte mit Wärmestauung und hoher Luftfeuchtigkeit, aber auch Produktionsstätten für Nahrungsmittel wie Käse, Obst, Gemüse und Spirituosen. In Jahreszeiten mit starken Luftbewegungen, wie im Frühjahr und Herbst, werden die aeroallergenen Keime weit verbreitet, während die dichtesten Konzentrationen in den Sommermonaten bestehen. Einige Schimmelpilze können wegen ihres intramuralen Vorkommens auch ganzjährig allergisieren.

Die klinisch relevantesten Keime sind Alternaria-, Aspergillus-, Cladosporium- und Penicillium-Arten. Weiterhin bedeutungsvoll erscheinen Chaetomium globosum, Mucor-Arten, Pullularia pullulans, Rhizopus nigricans, Merulius (Serpula) lacrymans und Ustilago-Arten. Aber auch Botrytis cinerea, Epicoccum purpurascens, Fusarium-Arten, Neurospora sitophila, Paecilomyces marquandei, Rhizopos nigricans und Sporobolomyces roseus stellen causale Allergene dar.

Nachfolgend soll versucht werden, kurz einige Angaben zum Vorkommen, zu der Jahreszeit der höchsten Sporenkonzentration und zu den besonders gefährdeten Personen zu geben.

Alternaria alternata (tenuis)
Vorkommen: Auf lebenden Pflanzen, insbesondere auf Gräsern und Getreide.

Höchste Sporenkonzentration: Mitte Juli bis Ende August.
Gefährdete Personen: −
Cave: Patienten mit Rhinitis bzw. Asthma beachten, deren Beschwerden über die Heuschnupfen-Periode hinausgehen.

Aspergillus-Arten
Hauptvertreter: Aspergillus fumigatus, A. niger, A. terreus.
Vorkommen: Auf organischem Material, bevorzugt in Städten und meist intramural.
Höchste Sporendichte: Anfang Mai bis Ende Oktober.
Gefährdete Personen: −
Cave: Neben allergischer Potenz auch infektiös-pathogene Veränderungen, z. B. pulmonale Aspergillose, möglich.

Cladosporium-Arten
Hauptvertreter: Cladosporium herbarum (Schwärzepilz) = häufigster Schimmelpilz.
Vorkommen: Auf Blättern und Gräsern.
Höchste Sporendichte: Mai bis Oktober.
Gefährdete Personen: −
Cave: Cladosporium-Sensibilisierung kann einer Graspollen-Allergie ähneln.

Cladosporium fulvum
Vorkommen: Besonders auf Gewächshauspflanzen, wie z. B. Tomaten.
Höchste Sporendichte: Juli bis September.
Gefährdete Personen: Gärtner.

Penicillium-Arten
Vorkommen: Auf zellulosehaltigen Materialien wie verdorbenem Gemüse und Obst, häufig auch im Hausstaub. Sporendichte in den Städten höher als in ländlichen Regionen.
Höchste Sporendichte: Ganzjährig.
Gefährdete Personen: −

Chaetomium globosum
Vorkommen: Auf Tapeten, feuchtem Stroh, Stallmist, Silage.

Höchste Sporendichte: Ganzjährig.
Gefährdete Personen: In der Landwirtschaft tätige und in feuchten Räumen lebende Menschen.

Mucor-Arten
Vorkommen: In Tierställen, feuchten Häusern, auf Ceralien, Früchten.
Höchste Sporendichte: nahezu ganzjährig.
Gefährdete Personen: –

Pullularia pullulans
Vorkommen: Im Erdboden, seltener auf jungen Knospen, Blättern.
Höchste Sporendichte: Mai bis November.
Gefährdete Personen: Gartenarbeiter.

Botrytis cineria
Vorkommen: Auf Gemüsepflanzen, Weinstöcken, jungen Pflanzen, Hauspflanzen in feuchten Räumen.
Höchste Sporendichte: Anfang Mai bis Ende Dezember.
Gefährdete Personen: Gärtner, Winzer.
Cave: In feuchten Räumen intramurales Vorkommen mit der Gefahr ganzjähriger Sensibilisierung.

Fusarium-Arten
Vorkommen: Im Erdboden, auf Ceralien und älteren Pflanzen.
Höchste Sporendichte: Mitte Juli bis Ende September.
Gefährdete Personen: Landarbeiter.

Neurospora sitophila
Vorkommen: Im Erdboden, auf Korn, Mehl, Brot, in Bäckereien.
Höchste Sporendichte: Ganzjährig.
Gefährdete Personen: Müller, Bäcker.
Cave: Sehr hitzeresistenter Schimmelpilz.

Paecilomyces marquandei
Vorkommen: Ubiquitär, häufig auf Gemüsepflanzen und Früchten.
Höchste Sporendichte: Ganzjährig.
Gefährdete Personen: –

Rhizopos nigricans
Vorkommen: Auf Gemüse und Früchten, häufig im Hausstaub.
Höchste Sporendichte: Ganzjährig.
Gefährdete Personen: —

Sporobolomyces roseus
Vorkommen: Auf Blättern.
Höchste Sporendichte: Juni bis August.
Gefährdete Personen: —
Cave: Höchste Sporendichte nachts zwischen 22.00 und 4.00 Uhr.

Die obigen Pilzallergene können im Prick-, Intrakutan- und Provokations-Test eingesetzt werden und sind von hohem diagnostischem Wert. Testungen mit Allergenen von Candida albicans, Mikrosporum canis, Trichophyton mentagrophytes, Trichophyton rubrum, Trichophyton verrucosum und Sporothrix schenckii dienen bei entsprechenden Erkrankungen als Indikator für spezifische Antikörper. Eine Aussage über die Akuität des Krankheitsgeschehens läßt sich aus diesen Tests nicht ableiten.
Die Anerkennung einer Myko-Allergose als Berufskrankheit ist ausgesprochen problematisch, sehen wir einmal von den allergisch interstitiellen Pneumopathien ab.
Verständlicherweise spricht eine Pilz-Allergose – im Gegensatz zu einer Mykose – auf eine Therapie mit spezifischen Antimykotika nicht an. Vielmehr werden bei pilzbedingten Allergien Corticoide mit ausgezeichnetem Erfolg eingesetzt. Wenn möglich, muß die absolute Allergenkarenz angestrebt werden. Falls dies nicht durchführbar ist, sollte eine Hyposensibilisierung mit spezifischen Pilzallergenen versucht werden.

8 Therapie

Vorrangiges Ziel der Therapie von Pilzerkrankungen muß es sein, neben einer Eliminierung der pathogenen Keime die normale Hautflora wieder herzustellen. Dabei muß das gestörte ökologische Verhalten der pilzbesiedelten Haut und Schleimhaut vorsichtig korrigiert werden. Durch unkritische und übertriebene antimyzetische Chemotherapie könnte infolge des Selektionsdrucks eine ökologische Umschichtung mit therapieresistenten Keimen erfolgen.

Bei der differenzierten Therapie von Mykosen ist zu bedenken, daß der Wirtsorganismus, die menschliche Haut, den Pilzen durchaus nicht hoffnungslos unterlegen ist, sondern die Möglichkeit sich zu wehren besitzt. Zu den Abwehrmechanismen zählen unspezifische Faktoren und spezifische Mechanismen, die auf immunologischen Reaktionen beruhen. Die wichtigste physiologische Schranke gegenüber Infektionen durch Pilze ist die Haut selbst, jedoch ist ihre Abwehrkraft unterschiedlichen Angriffen unterworfen.

Da die Mykose als Interferenz zweier biologischer Systeme, des Mikro- und Makroorganismus verstanden wird, kommt es daher zur Wechselwirkung der Pilze mit Strukturen des menschlichen Organismus und hier in erster Linie der Haut.

Ziel der Therapie ist es, die Interaktionen zwischen Mikroorganismus und Funktionen des Immunsystems zu unterbrechen. Der klinische Effekt kann bei fehlender Chemosensibilität der Keime oder bei partieller oder systemischer Insuffizienz des Immunsystems ausbleiben. Zu den Hautabwehrmechanismen zählen:

1. Der normale Ablauf der Verhornung, d. h., Erreger werden nach dem Prinzip der Abstoßung von der Haut eliminiert.
2. Der Feuchtigkeitsgehalt der oberen Hornschichten. Eine trockene Haut kann sich naturgemäß besser gegen Anflugkeime wehren, weil

sie einfach nicht so günstige Haft- und Vermehrungsmöglichkeiten bietet. Eine feuchte Haut dagegen begünstigt die Besiedelung mit Krankheitserregern.
3. Das saure Milieu der Hautoberfläche. Eine Steigerung des sogenannten Säuremantels stärkt die Haut in ihrer Schutzfunktion.
4. Die Fettsäuren der Hautoberfläche. Ihnen wird eine hemmende Wirkung gegenüber den verschiedenen Mikroorganismen zugeschrieben.
5. Die angestammte Besiedelung der Haut mit Mikroorganismen. Das bedeutet, die normalerweise anzutreffende Besiedelung mit Hautkeimen wirkt dem Haften und Vermehren anderer schädlicher Mikroorganismen entgegen.

Für eine adäquate Therapie der Pilzinfektionen ist zu fordern, daß Applikationsform und -weise, Dosierung und Dauer der Behandlung nach der Lokalisation und Schwere der Erkrankung bemessen werden. Für die interne Medikation ist – evtl. mit Ausnahme der akuten schweren Trichophytie – eine vorherige kulturelle Identifizierung vorauszusetzen. Die Behandlung sollte also resistenzgerecht auf den Erreger ausgerichtet sein. Hierfür muß die Zugehörigkeit nach dem DHS-System, d.h. zu den Dermatophyten, Hefen und Schimmelpilzen, bestimmt werden.

Unablässig ist darüber hinaus, die prädisponierenden Faktoren völlig oder – wenn nicht möglich – zumindest weitgehend zu korrigieren. Die Korrektur der humoralen und zellulären Immundefekte macht unter Umständen eine immunstimulierende Therapie mit Vakzinen, Gamma-Globulinen und Transfer-Faktor nötig. Andernfalls kann eine Persistenz dieser prädisponierenden Faktoren ein Rezidiv begünstigen.

Der Behandlungserfolg muß immer durch eine wiederholt negative Pilzkultur gesichert werden. Fakultativ kann ein Nativpräparat durchgeführt werden. Mit Nachdruck ist zu betonen, daß eine konsequente Therapie der Mykosen zwei bis drei Wochen über die klinische Erscheinungsfreiheit hinaus erfolgen muß. Sonst besteht die Gefahr, daß aus persistierenden, noch vitalen Pilzen ein Rezidiv resultiert. Zu häufig werden derartige Mißerfolge scheinbar nicht wirksamen Therapeutika zugeschrieben. Erst die klinische Erscheinungsfreiheit zusammen mit dem negativen Pilzbefund bedeutet eine echte Heilung.

Durch geeignete Desinfektionsmaßnahmen sollte eine Reinfektion durch Kleidungsstücke und Gebrauchsartikel ausgeschlossen werden. Ferner ist zu berücksichtigen, daß z. B. bei der genitalen Candidose auch der Partner zu behandeln ist, um Rezidiven vorzubeugen. Es erhebt sich die Frage, ob dies auch bei Beschwerdefreiheit und klinisch unauffälligem Befund des Partners erfolgen darf. Eine klinische und mikrobiologische Untersuchung ist schon aus rechtlichen Erwägungen immer empfehlenswert. Trotz erfreulicher Fortschritte in der Therapie der Mykosen durch die Entwicklung neuer antimyzetischer Breitband-Antibiotika verdient auch die unspezifische Behandlung besondere Berücksichtigung. Häufig kann erst nach Durchführung dieser Behandlungsmaßnahmen eine gezielte und dann erfolgreiche Therapie eingeleitet werden.

8.1 Unspezifische Therapie

Eine Vielzahl von Desinfektionsmitteln und Antiseptika wird zur Dekontamination der Hautoberflächen und Gebrauchsgegenstände eingesetzt. Je nach Ekzematisation der Haut und Schleimhäute kann eine Initialtherapie mit feuchten Umschlägen, Bädern, Schüttelmixturen, Salben, Pasten und Corticosteroiden erforderlich werden. Zum Teil sind operative Maßnahmen und die Durchführung einer Immuntherapie unabdingbar. Überwiegend jedoch erfolgt die Behandlung der Dermatomykosen lokal.

8.1.1 Desinfizientia/Antiseptika*

Folgende Desinfektionsmittel müssen zum Teil in Konzentrationen von 1:1000 bis zu 1:50000 für die Applikation an Haut und

---

* Die Auflistung aller Wirkstoffe und Handelsnamen erfolgt im wesentlichen in Anlehnung an die „Rote Liste 1986". Einfachheitshalber werden zum Teil Einzelstoffe und Kombinationen zusammen benannt.

Schleimhäuten verdünnt werden. Je nach Indikation und Lokalisation empfehlen die Hersteller spezielle Konzentrationen.

1. Aldehyde
Buraton Liquid Spray, Incidin GG Flüssigkeit, Lysoform Lösung, Meliseptol Lösung.

2. Invert- und Ampholyt-Seifen
Amphisept 80 Lösung, Baktonium Lösung, Cutasept Lösung, Demykosan wäßrige Lösung, Glasin Spray, Hexaquart S Lösung, Laudamonium Flüssigkeit, Mediosept Lösung, Quartamon Flüssiges Konzentrat, Sterillium Flüssigkeit, Tego 51, 103 F, 103 G und 103 S Lösung, Tegodor wäßrige Lösung, Tegoseptal wäßrige Lösung, Tego-Spray, Zephirol Lösung.

3. Phenole und Derivate
Bacillotox Lösung, Bergauf Fuß-Spray, Buraton 25 flüssiges Konzentrat, Desderman Lösung, Desmanol Lösung, Dibromol Tinktur, Frekaderm Lösung, Frekasept 80 Lösung, Jodo-Muc jodfrei Lösung, Kodan Spray F und -Tinktur Forte, Lysolin flüssiges Konzentrat, Manusept-Emulsion Lösung, Primasept M flüssiges Konzentrat, Rutisept extra Flüssigkeit, Sagromed Spray, Sagrotan flüssiges Konzentrat.
Das Hexachlorophen ist das medizinisch bedeutsame Phenol-Derivat mit ausgeprägter antimikrobieller Wirkung. Die Anwendung hexachlorophenhaltiger Präparate muß streng nach Vorschrift erfolgen, da bei Säuglingen infolge großflächiger Anwendung eine Resorption durch die intakte Haut mit toxischen, unter Umständen letalen Blut- und Hirnkonzentrationen erreicht wird.

4. Quecksilber-Verbindungen
Aderman farblos Lösung, Farco-Oxicyanid-Tupfer, Mercurochrom Lösung, Merfen Tinktur N Lösung, Merfen-Orange N Lösung.

5. Jod und Jodverbindungen
Amyderm S Lösung, Batticon Lösung, Betaisodona Flüssigseife, -Lösung, -Mund-Antiseptikum, -Perineal-Antiseptikum, Braunoderm Lösung, Braunol 2000 Lösung, Braunosan H plus Lösung,

Diaporin Tinktur, Dijozol Lösung, Jodo-Muc mit echtem Jod Lösung, SP Betaisodona Lösung, Ultimex-Tinktur Lösung und Ultima wässerige Lösung.

Eine effiziente Desinfektion der Schuhe und Strümpfe kann mit Formalin (Formaldehyd-Lösung 3-10%ig) durchgeführt werden. Die Kleidungsstücke werden zusammen mit einem formalingetränkten Wattebausch in einen gut verschlossenen Plastikbeutel für 36-48 Std gegeben. Auf die Vermeidung von Reinfektionen, besonders mit Arbeitsschuhen, sollte der Patient hingewiesen werden. So sollten die Schuhe vor neuem Gebrauch mindestens 24, besser 48 Stunden auslüften bzw. austrocknen. Dies wird am besten durch Anschaffen eines zweiten Paar Schuhe und Tragen derselben Schuhe ein über den anderen Tag gewährleistet.

Zur Desinfektion von Füßen, Strümpfen und Schuhen läßt sich auch Incidin M Spray Extra Aerosol mit gutem Erfolg einsetzen.

8.1.2 Feuchte Behandlung

Eine feuchte Behandlung kann in Form feuchter Umschläge oder als Teil- bzw. Vollbäder erfolgen. Durch die Abkühlung, Austrocknung und Entquellung der Haut wird ein unspezifischer antiinflammatorischer Effekt erzielt. Bei feuchten Umschlägen nimmt man am besten Kompressen aus mehreren Mullagen, die möglichst häufig erneuert werden sollen.

Durch diese Behandlung lassen sich Auflagerungen entfernen und eine relativ rasche Austrocknung feuchter Wundflächen erreichen. Adstringierend und desinfizierend wirkende Zusätze zu den Flüssigkeiten bzw. Bädern (36-40°C) verstärken die Wundreinigung. Für Umschläge empfehlen sich Lösungen von Chinosol, Chloramin 80, Clorina, Rivanol (je 1:1000 verdünnt), Kaliumpermanganat (1:5000) und Tannosynt (1:5000). Ferner kann ein Großteil der bereits aufgeführten Desinfizientien als Zusatz eingesetzt werden. Für Teil- und Vollbäder empfehlen sich Kaliumpermanganat (1:5000), Tannosynt (1:5000) und Bäder mit Schwefel- und Schieferölsulfonat-Zusätzen (Balneum Hermal mit Schwefel Medizinisches Ölbad, Ichtho Bad Badezusatz, Liquidin-Schwefel Badezusatz, Schwefelbad Dr. Klopfer Emulsion, Schwefelbad „Feilbach" Badezusatz, Schwefelbad „Saar" Badezusatz, Sulfokoll Badezusatz, Sulfo-Ölbad Cordes flüssiges Badekonzentrat, Sulfopal Badekonzentrat, Sulfopino Badezusatz).

8.1.3 Farbstofflösungen

Interessant und häufig auch in Kombination angewandt werden die Triphenylmethan-Farbstoffe: Brillantgrün (1%ig), Malachitgrün (1%ig), Fuchsin (1%ig), Pyoktanin (0,5-1%ig). Dabei hat sich Solutio pyoctanini (0,5%ig) besonders bei der Behandlung von Schleimhautaffektionen bewährt. Ferner sei auf die Farbstofflösungen Tinctura Arning DRF und Solutio Castellani DRF verwiesen. Die Lösung Solutio Castellani sine colore wird häufig wegen der Farblosigkeit von den Patienten bevorzugt. Sie ist jedoch nicht so wirksam wie die Originallösung. Neuerdings bevorzugen wir Solutio Castellani (Rostock):
Rp. Fuchsin 1,0
    Phenol. liquefact 5,0
    Aethanol. 9,0
    Aq. dest. ad 100,0
Durch den Verzicht auf Resorcin und Borsäure in dieser Lösung gegenüber der DRF-Präparation besteht gerade bei langzeitiger und gehäufter Anwendung eine geringere Sensibilisierungsquote. Darüber hinaus weist diese Zubereitung eine gute Haltbarkeit auf.
Der Vollständigkeit halber sei hier auf das Borax-Glyzerin für die Behandlung der oralen Candidose hingewiesen.
Rp. Natri- biborac. 5,0
    Aq. dest.
    Glycerin aa 15,0
Gebräuchliche alkoholische Lösungen für die Behandlung der Pityriasis versicolor sind:
Rp. Acid. salicyl. 3,0
    Hexachlorophen. 0,5
    Glycerin. 5,0
    Spirit. isopropyl. 70% ad 100,0

Rp. Acid- salicyl. 2,0
 Phenol. liquefact. 1,0
 Spirit. isopropyl. 70% ad 100,0

8.1.4 Antiekzematosa

Häufig bedürfen gerade ekzematisierte Pilzinfektionen der Haut einer allgemeinen dermatologischen Vorbehandlung. Hierbei ist auf die Wahl des Vehikels (Lösung, Schüttelmixtur, Creme, Salbe, Paste) besonderer Wert zu legen. Die sich anschließende Behandlung mit einem spezifischen Antimykotikum kann dadurch effizienter gestaltet werden. Bei starker Ekzematisation fördert eine Initial-Therapie mit Corticoid-Externa teils auch in Kombination mit Antimykotika den Heilungsprozeß. Durch die Corticoide wird das infektionsallergische Geschehen blockiert und die Wirkung der Antimykotika in der Initialphase erhöht. Ferner gewährleisten die Corticoide eine ausgeprägte Juckreizstillung. Besonders geeignet für Rezepturen erscheint Hydrocortisonacetat in Konzentrationen von 0,1 bis 0,3%. Wenn Corticoide nur beschränkt (bei Säuglingen und Graviden) eingesetzt werden können, empfehlen sich Fluocortinbutyl (Vaspit), bei Kontraindikationen von Corticoiden Bufexamac (Parfenac). Vaspit und Parfenac stehen in Creme-, Salben- und Fettsalbenform, Vaspit zusätzlich als Kombination mit einem Antimykotikum (Bi-Vaspit Creme) zur Verfügung.

8.1.4.1 Schüttelmixturen

Schüttelmixturen werden auch als flüssige Puder bezeichnet und bestehen aus festen und flüssigen Grundstoffen. Sie lassen sich bei akuten ekzematisierten, besonders intertriginösen Mykosen einsetzen. Durch die rasche Verdunstung des Vehikels erfolgt eine Austrocknung der Läsionen.

Schwefelschüttelmixtur:
Rp. Sulf. praecip. 5,0-10,0
 Lot. zinci aquos.
 oder spirit. ad 100,0

Vioformschüttelmixtur:
Rp. Vioform 1,5–5,0
 Lot. zinci aquos.
 oder spirit. ad 100,0

Bei starkem Juckreiz wurden den Schüttelmixturen früher auch Antihistaminika (Avil oder Atosil 0,2–0,5%) oder altbekannte juckreizstillende Externa wie Menthol und Thymol (0,5–1,0%ig) zugesetzt. Auch Calmitol (5,0%ig) weist einen günstigen antipruriginösen Effekt auf. Die antiphlogistische und antipruriginöse Wirkung der Schüttelmixturen kann durch Zusätze von Hydrocortisonacetat (0,1–0,5%) erhöht werden.

8.1.4.2 Pasten
Die Anwendung von Pasten eignet sich besonders für die intertriginösen Räume, da sie Sekret aufnehmen und die eng aufeinanderliegenden Hautschichten voneinander trennen. Bei stark behaarten Arealen ist von ihrer Anwendung abzuraten.

Salicyl-Schwefel-Paste:
Rp. Acid- salicyl. 5,0
 Sulf. praecip. 3,0
 Past. zinci moll. ad 100,0

Vioformzinkpaste:
Rp. Vioform 2,0–5,0
 Past. zinci moll. ad 100,0

Schwefel-Borax-Paste:
Rp. Sulf. praecip. 10,0
 Acid. boric. 2,0
 Ungt. lenient.
 Past. zinci aa ad 100,0

Auch diesen Pasten kann Hydrocortisonacetat (0,1–0,5%) zugesetzt werden.

8.1.4.3 Salben
Salben empfehlen sich für die Behandlung krustöser und squamös hyperkeratotischer Formen der Mykose. Beliebte Grundstoffe sind

Mineralfette wie Vaselinum flavum und die gebleichte Form Vaselinum album.

Salicyl-Schwefelsalbe:	Rp. Acid. salicyl. 3,0–10,0
	Ol. ricin. q. s.
	Sulf. praecip. 10,0
	Vasel. flav. ad 100,0
Wilkinson Salbe:	Rp. Pic. lithanthr. 10,0
	Sulf. praecip. 10,0
	Sap. calin. 30,0
	Vasel. flav. ad 100,0
Whitfield Salbe:	Rp. Acid. salicyl. 2,0–4,0
	Acid. benzoic. 4,0–6,0
	Ol. cocos. hydrogen.
	Vasel. flav. aa ad 100,0

Diese Salben haben teils schon einen gewissen antimyzetischen Effekt und können nach entsprechender Vorbehandlung die Effizienz einer spezifischen Therapie steigern.

8.1.4.4 Puder

Puder werden nur noch extrem selten zur Nachbehandlung und Prophylaxe eingesetzt. Eine Anwendung wird vom Patienten meist nur ungern durchgeführt. In den intertriginösen Partien allerdings bieten sich Puder wegen ihrer stark austrocknenden Wirkung an. Talkumfreie Puder auf der Grundlage von Reisstärke (Mycospor) sind praktisch reizfrei, da irritierende mineralische Bestandteile fehlen. Die mikrobiellen Zusätze sollten bei der Prophylaxe wegen der Langzeitanwendung und der potentiellen Möglichkeit einer Keimverschiebung unterbleiben. Als reizloses Puder wird meist Zinkoxyd und Talkum zu gleichen Teilen empfohlen:

Rp. Zinc. oxyd.
    Talc. venet. aa

Eine Applikation von Pudern in den nicht intertriginösen Bereichen ist wegen mangelnder Haftfähigkeit nicht zu empfehlen. Hier müßte auf Schüttelmixturen ausgewichen werden, deren Haftfestigkeit durch Glycerin-Zusätze verbessert werden kann.

8.1.4.5 Schieferöl-Sulfonate
Bei abszedierenden Pilzinfektionen im Bereich der Haare empfiehlt sich als Vorbehandlung häufig der Einsatz von Schieferöl-Sulfonaten (Ichtholan 10%, 20% oder 50% Salbe und Ichthyol Hochviskose Flüssigkeit). Häufig bevorzugen Patienten wegen der hellen Farbe Ichtholan T-transparent Salbe, bei kleinen follikulären Prozessen auch Ichthyol-Vasogen Einreibung. Die Schieferöl-Sulfonate werden bis zum Sistieren der eitrigen Sekretion angewendet, um dann durch spezifische Antimykotika ersetzt zu werden. Von einer Inzision großflächiger abszedierender Effloreszenzen sollte zu Gunsten der Schieferöl-Sulfonate Abstand genommen werden. Im Gegensatz zum operativen Vorgehen resultieren hieraus kosmetisch befriedigende Folgezustände.

8.1.4.6 Nagelweich-Salben
Zur atraumatischen Entfernung der pilzbefallenen Nägel bieten sich verschiedene Keratolytika an. Bei einigen dieser Externa muß darauf geachtet werden, daß die Nagelwälle und die umgebende Haut mit weicher Zinkpaste abgedeckt werden, da es sonst durch die Keratolytika zu einer starken Irritation der gesunden Haut kommen kann.

Kaliumjodid-Salbe:
Rp. Kal. jod.
    Vas. flav. aa

Harnstoffsalbe nach Farber:
Rp. Urea pura 40,0
    Adeps lanae anhydr. 20,0
    Vasel. alb. 35,0
    Cerae alb. 5,0

Es hat sich auch folgende Rezeptur mit einem Vioform-Zusatz gut bewährt:
Rp. Vioform 1,0
    Urea pura 40,0
    Vasel. flav. 40,0
    Cerae alb. 5,0
    Adeps lanae anhydr. ad 100,0.

Als Fertigpräparat auf Harnstoffbasis mit guter Anleitung für den Patienten wird Onychomal Creme angeboten.
Kaliumjodid-Salbe führt gegenüber den Harnstoffsalben meist zu einer stärkeren lokalen Irritation. Von vielen Autoren wird auch die Anwendung von Imidazol-Cremes unter nächtlicher Okklusion für die chemische Mazeration pilzbefallener Nagelanteile angegeben. Sehr bewährt hat sich in diesem Rahmen die Kombination von Harnstoffsalbe 40% mit Bifonazol 1%.

8.1.4.7 Atraumatische Nagelentfernung

Chemische Mazeration des Nagelmaterials mit Nagelweichsalben oder auch Imidazol-Cremes unter Okklusion über Nacht kann als Alternative zur Nagelextraktion angesehen werden. Jedoch muß eingeräumt werden, daß bezüglich der therapeutischen Effizienz dieses Vorgehen den chirurgischen Maßnahmen bisher unterlegen war, obwohl sich die Patienten eher zu einer konservativen Nagelentfernung bereit finden. Die Entfernung pilzhaltigen Nagelmaterials läßt sich einfach mit der Bifonazol-Harnstoff-Salbe durchführen. Sie wird nach einem heißen Hand- oder Fußbad aufgetragen und für 24 Stunden unter einem Okklusivverband, in der Regel einem wasserundurchlässigen Pflaster belassen. Dieser Vorgang wird in der gleichen Weise wiederholt bis die pilzinfizierte Keratinsubstanz offenbar restlos beseitigt ist. Die umständliche Abdeckung des Nagelwalls und der Haut mit Zinkpaste kann dabei entfallen. Die Weiterbehandlung des Nagelbetts mit Bifonazol-Lösung, -Creme oder -Gel über einen Zeitraum von 4 Wochen ist notwendig. Der Erfolg dieser Therapie hängt dabei von vielen Faktoren ab, wie der Lokalisation an Händen oder Füßen, der Anzahl der befallenen Nägel, den Begleitumständen, die die Mykose begünstigen, wie Durchblutungsstörungen, der Masse des pilzinfizierten Nagelmaterials und nicht zuletzt von der individuellen Geschicklichkeit und dem Bemühen des Patienten.

8.1.4.8 Epilation

Von der früher häufig bei Trichophytie geübten Epilation mit Röntgenstrahlen oder auch auf chemischem Wege mit Thallium- und Bariumsulfat wird heute abgesehen. Im Einzelfall scheint es nützlich, stärkere Herde mittels manueller Epilation mit entsprechenden Pinzetten zu behandeln. Generell sollte aber eine starke mechanische Irritation der Trichophytie vermieden werden, da fast alle Erreger auf eine Griseofulvin-Therapie ansprechen und praktisch eine 100%ige Heilung erzielt werden kann. Fast immer hilfreich ist das Kürzen der Haare in den befallenen Arealen, um einen besseren Kontakt mit den Externa zu ermöglichen. Auch auf die häufiger erwähnte Kurzwellen- und Infrarot-Bestrahlung verzichten wir zu Gunsten einer konsequenten externen Therapie mit Schieferöl-Sulfonaten (Ichtholan Salben und Ichthyol Hochviskose Flüssigkeit).

8.1.4.9 Operation

Abgesehen von der Nagelextraktion sind chirurgische Maßnahmen allein bei circumscripten Herden von Organmykosen, z. B. ausgeprägten Aspergillomen, empfehlenswert. Von einer Stichinzision granulomatöser und abszedierender Prozesse bei Trichophytie auf dem behaarten Kopf ist generell abzusehen. Hierdurch wird selten die Abheilung verkürzt. Vielmehr resultieren aus diesem chirurgischen Vorgehen – gegenüber den konservativen Maßnahmen – kosmetisch störende Narben.

Die operative Entfernung des Nagels wird in Oberstscher Leitungsanästhesie durchgeführt. Bei sehr brüchigen Nägeln wird nach Lösen des Nagels mit einem Spatel vom Nagelbett der Nagel in toto entfernt. Häufig empfiehlt sich bei relativ gut erhaltenen Nägeln die Spaltung der Nagelplatte von distal nach proximal mit der Schere. Die Hälften des Nagels können dann meist leicht mit der Nagelfaßzange durch seitliches Kippen und Lösen der proximalen Nagelanteile durch leichte Kippbewegungen mit der Nagelzange über der Nagelkuppe unter kontinuierlichem Zug entfernt werden. Das Nagelbett wird anschließend mit einem scharfen Löffel sorgfältig gereinigt. Die Verwendung eines relativ großen Löffels ist ratsam, der bei gleichmäßigem Druck zu einer ausreichenden Reinigung des Nagelbetts von pilzbefallenen Materialien führt, ohne jedoch das sonst gesunde Nagelbett zu stark zu traumatisieren.

8.1.4.10 Jodide

Jodide werden als systemisches Therapeutikum bei der Behandlung der Sporotrichose und seltener als zusätzliches Internum bei verschiedenen Systemmykosen eingesetzt. Als Standardrezeptur gilt:

Rp. Kal. jod. 10,0
 Aquae ad. 150,0.

Bei dieser Dosierung werden mit einem Eßlöffel etwa 1,0 g Kaliumjodid appliziert. Für die Therapie beginnt man mit einer Dosis von 1 Teelöffel und steigert täglich um einen weiteren Teelöffel bis zu einer täglichen Dosis von etwa 3,0 g. In Ausnahmefällen kann auch auf 6,0 g bis maximal 8,0 g täglich erhöht werden. Bei einer Hochdosis-Therapie sind Elektrolytverschiebungen wie Hypokaliämie und Hyponatriämie zu beachten.

8.2 Spezifische interne Therapeutika

Einer relativ großen Zahl von Externa steht eine bescheidene Anzahl oral und parenteral applizierbarer Medikamente gegenüber. Auch sind die Probleme der internen Therapie von Mykosen bisher noch nicht vollends gelöst. So stehen zur Behandlung systemischer Mykosen bisher lediglich Amphotericin B, Flucytosin, Miconazol und Ketoconazol zur Verfügung. Ketoconazol kann zur Zeit lediglich oral verordnet werden, während die anderen drei Chemotherapeutika sowohl intravenös wie auch per os zu applizieren sind. Als optimale Therapieform systemischer Mykosen ist bisher die Kombination von Amphotericin B und Flucytosin anzusehen.

8.2.1 Amphotericin B

Mit Amphotericin B – aus Streptomyces nodosus isoliert – ergab sich erstmalig die Möglichkeit, lebensbedrohliche systemische Mykosen wirksam zu behandeln.

8.2.1.1 Wirkungsspektrum
Candida-, Blastomyces-, Histoplasma-, Cryptococcus-, Coccidioides- und einige Aspergillus- und Mucor-Arten.

8.2.1.2 Pharmakokinetik

Bei oraler Applikation erzielt Amphotericin B nur äußerst geringe Serumkonzentrationen und besitzt – wie Nystatin – praktisch nur eine rein lokale Wirkung. Um wirksame Serum- und Gewebekonzentrationen zu erreichen, muß Amphotericin B intravenös infundiert werden. Das Diffusionsvermögen im Liquor, Bronchialsekret und Speichel ist extrem gering. Die renale Ausscheidung von Amphotericin B erfolgt nur zu einem kleinen Teil in mikrobiologisch aktiver Form. Nach längerer Infusion können die Mengen renal ausgeschiedenen Amphotericin B 20-40% der applizierten Dosis erreichen. Der überwiegende Teil der verabreichten Dosis wird jedoch über den Leber-Galletrakt ausgeschieden.

8.2.1.3 Nebenwirkungen

Fieber, Schüttelfrost, Kopfschmerz, Übelkeit, Erbrechen und Anorexie werden häufig beobachtet. Thrombophlebitiden, toxische Nierenkomplikationen mit Tubulusnekrosen, Thrombopenie, aplastische Anämie, Neuro- und Hepatotoxizität werden seltener gesehen. Diese ernsten Nebenwirkungen können teilweise durch Gabe von Glucocorticoiden, Antihistaminika und Antipyretika vor oder mit der Infusion kupiert werden.

8.2.1.4 Anwendung und Dosierung

Zur Behandlung von Systemmykosen wird Amphotericin B in 5%iger Glucose langsam intravenös infundiert. Die Behandlung beginnt mit Tagesdosen von 0,1 mg/kg Körpergewicht. Gesteigert wird auf maximal 1,0 mg/kg Körpergewicht, wobei die Konzentration von Amphotericin B maximal 0,1 mg/ml 5%iger Glucose betragen sollte. Um toxische Reaktionen und Phlebitiden im Bereich der Injektionsstelle zu vermeiden, sollte die Dosis langsam über 6-8 Stunden infundiert werden. Verbindliche Dosierungsschemata für die verschiedenen Mykosen gibt es nicht. Prinzipiell sollte wenigstens 4 Wochen, im Durchschnitt 8 Wochen, d.h. 2-3 Wochen über die deutliche Besserung der klinischen Symptome hinaus, therapiert werden. Legt man diese Therapie zugrunde, so sprechen die Blastomykose auf Dosen von 1-2 g Amphotericin B, die Histoplasmose und Cryptococcose auf 3-6 g, und die Coccidioido-Mykose auf 7-10 g an. Die Durchführung einer simultanen intrathekalen, intra-

thorakalen, intraartikulären, topischen und/oder Aerosol-Therapie muß von Fall zu Fall entschieden werden. Um wirksame Gewebespiegel im Auge zu erreichen, muß die intraokuläre Injektion gewählt werden.
Als optimale Therapieform bei lebensbedrohlichen Organmykosen empfiehlt sich die Kombinationstherapie von Amphotericin B und Flucytosin. So ist die Kombinationsbehandlung der Monotherapie mit den einzelnen Substanzen überlegen. Ferner kann die Dosis von Amphotericin B reduziert und die Effektivität von Flucytosin gesteigert werden. Die Kombinationstherapie weist also einen deutlichen Synergismus auf. Die Kombination von Amphotericin B mit Miconazol oder Ketoconazol ist nicht möglich. Die Sanierung der Mundhöhle, der Speiseröhre und des Magens erfordert Amphotericin B in Form der Suspension, die des Darmtraktes in Form der Tabletten. Bei Säuglingen und Kleinkindern wird allein die Suspension eingesetzt.

8.2.1.5 Präparate
Ampho-Moronal Tabletten
Ampho-Moronal Suspension
Ampho-Moronal Lutschtabletten
Amphotericin B „Squibb" Durchstechflaschen

8.2.2 Flucytosin

Flucytosin ist ein fluorierter Antimetabolit der Pyrimidinbase Cytosin.

8.2.2.1 Wirkungsspektrum
Candida-, Cryptococcus-, Chromomyces- und einige Aspergillus-Arten.

8.2.2.2 Pharmakokinetik
Nach oraler Applikation wird Flucytosin zu mehr als 90% resorbiert und erreicht maximale Serumkonzentrationen nach 90–120 min. Das Präparat verfügt über eine hohe Gewebegängigkeit mit guten therapeutischen Konzentrationen im Liquor, Bronchialsekret, in der

Galle, der Synovial- und Peritonealflüssigkeit. Bei oraler Applikation wird etwa 90% des resorbierten Anteils von Flucytosin in unveränderter Form über die Nieren ausgeschieden. Liegt eine eingeschränkte Nierenfunktion vor, so muß auf eine adäquate Dosis-Reduzierung geachtet werden. Andernfalls ist mit einer toxischen Kumulation von Flucytosin zu rechnen.

8.2.2.3 Nebenwirkungen
Nausea, Vomitus, Diarrhoe, Anorexie und pathologische Leberwerte (Anstieg der Transaminasen, der alkalischen Phosphatase und des Bilirubins) werden beschrieben. Störungen der Hämatopoese treten praktisch nur bei Überdosierung und Wirkstoff-Kumulation bei Nierenschäden auf. Bei *niereninsuffizienten Patienten* ist größte Vorsicht geboten. Kreatinin-Clearancewerte von 20 bis 40 ml bzw. 10 bis 20 ml/min. erfordern eine Reduktion der zu applizierenden Dosis auf ½ (75 mg/kg Körpergewicht) bzw. auf ¼ (37 mg/kg Körpergewicht).

8.2.2.4 Anwendung und Dosierung
Es empfiehlt sich die Therapie intravenös einzuleiten und nach klinischer Besserung oral fortzusetzen. Die orale und intravenöse Dosis beträgt 150 mg/kg Körpergewicht. Die Infusionsflasche zu 250 ml enthält 2,5 g Flucytosin und sollte über 20–30 min infundiert werden. Die Gesamt-Tagesdosis ist in Abständen von 6 Std in 4 Einzeldosen zu verabreichen. Für die Monotherapie sollte der Zeitraum von 3 Wochen nicht überschritten werden; für die Kombinationstherapie sind hingegen Zeiträume von 6–8 Wochen zulässig. Eine kontinuierliche Überwachung des Blutbildes und der Leberwerte ist erforderlich.

8.2.2.5 Präparate
Ancotil Roche Infusionsflasche
Ancotil Roche Tabletten.

8.2.3 Griseofulvin

Griseofulvin, ein Stoffwechselprodukt verschiedener Spezies des Penicillium, wurde erstmalig aus Penicillium griseofulvum im Jahre 1938 isoliert und im Jahre 1958 in die Therapie eingeführt.

8.2.3.1 Wirkungsspektrum
Griseofulvin weist eine ausgeprägte fungistatische Wirkung bei Dermatophyten auf, nicht jedoch bei Hefen, Schimmelpilzen und Bakterien. Als therapeutischer Effekt wird eine Synthesestörung bzw. -hemmung der Nukleinsäuren und des Chitins angesehen. Aus diesem Einfluß auf die Biosynthese des Chitins der Zellwände erklärt sich der lichtmikroskopisch imponierende Curling-Effekt. Obwohl beobachtet wurde, daß Dermatophyten in vitro Griseofulvin enzymatisch abbauen und über Mutation therapieresistent werden können, spielt die Resistenzentwicklung in vivo praktisch keine Rolle.

8.2.3.2 Pharmakokinetik
Nach oraler Gabe von Griseofulvin werden maximale Serumspiegel nach 4–5 Std gefunden. Die Serumhalbwertszeit liegt bei 8–24 Std. Die Resorption kann entscheidend durch die Nahrung beeinflußt werden. So findet man die höchsten Serumwerte, wenn die Einnahme des lipoidlöslichen Medikaments nach Genuß fettreicher Mahlzeiten erfolgt. Eine deutliche Steigerung konnte ferner durch die Verwendung sehr kleiner Partikelgrößen erzielt werden. Aus der Tatsache, daß durch die Verwendung mikrofeiner Partikel sich nicht so sehr der Blutspiegel erhöht, als vielmehr die Dosis bei äquivalenten Blutspiegeln auf die Hälfte im Vergleich zu den Präparaten mit großer Partikelgröße reduziert werden kann, schließt man auf einen selbstlimitierenden Mechanismus der Resorptionsrate. Griseofulvin wird zu 1 bis 2% in biologisch aktiver Form über die Leber eliminiert, im wesentlichen jedoch nach Abbau in der Leber zu etwa 20% biliär und überwiegend renal ausgeschieden. Unter der Therapie kommt es zur Inkorporation von Griseofulvin in das Keratin. Dies reicht gewöhnlich aus, um das weitere Eindringen von Pilzen zu verhindern. So wird das pilzbefallene Keratin durch pilzresistentes, Griseofulvin-beladenes Keratin ersetzt.

8.2.3.3 Nebenwirkungen

Nebenwirkungen der Therapie sind gewöhnlich leichter Natur und treten häufig nur vorübergehend auf. Es finden sich Kopfschmerzen, Schwindelgefühl, Schlaflosigkeit, Magenbeschwerden, Übelkeit, Diarrhoe, Leberschädigung, reversible Leukopenie, Allergien und Fotosensibilisierung. Selten führen diese Beschwerden zum Absetzen der Therapie. Oft wird Griseofulvin nach einer kurzen Therapiepause wieder reaktionslos vertragen. Schwangerschaft, schwere Leberfunktions- und Porphyrinstoffwechselstörungen stellen Kontraindikationen dar.

8.2.3.4 Anwendung und Dosierung

Griseofulvin wird heute fast ausschließlich in mikrofeiner Form verabreicht. Als Dosierung empfiehlt sich Griseofulvin mikrofein 500 mg bei Erwachsenen und bei Kindern – je nach Gewicht – 125-175 mg täglich. Früher richtete sich die Behandlungsdauer nach der Erneuerungsrate des Keratins und variierte folglich stark mit der Lokalisation der Erkrankung, so z. B. für die Trichophytie 4-6 Wochen, für die Onychomykose der Zehennägel teilweise bis zu 12 Monaten. Heute wird die Therapie, auch der Nagelmykose, meist auf 6-8 Wochen begrenzt, da eine längere Applikation nicht mit absoluter Sicherheit bessere therapeutische Ergebnisse bringt.

8.2.3.5 Präparate

Fulcin S/Fulcin S 500 Tabletten
Likuden M/Likuden M 500 Tabletten
Polygris/Polygris mite Tabletten

8.2.4 Imidazol-Derivate

Zu den Imidazol-Derivaten werden die Chemotherapeutika Bifonazol, Clotrimazol, Econazol, Isoconazol, Ketoconazol, Miconazol und Oxiconazol gerechnet. Die Imidazole zeichnen sich durch ein breites Wirkungsspektrum gegenüber Dermatophyten, Hefen, Schimmelpilzen, grampositiven Bakterien und Trichomonaden aus. Sie wirken als Antimetabolit im Arminosäure- und Proteinstoffwechsel der Zelle. Bifonazol, Clotrimazol, Econazol, Isoconazol und

Oxiconazol können aus pharmakokinetischen und toxikologischen Gründen nur zur lokalen Therapie eingesetzt werden. Die systemische Behandlung mit Miconazol und Ketoconazol hat sich hingegen bewährt.

8.2.4.1 Miconazol

Pharmakokinetik. Miconazol wird bei oraler Applikation nur minimal aus dem Darm resorbiert. Bei intravenöser Gabe werden 80–85% der Dosis über die Galle und den Darmtrakt, der Rest renal ausgeschieden.

Nebenwirkungen
Selten wird über Übelkeit, Brechreiz, Inappetenz, Diarrhoe und allergische Reaktionen berichtet.

Anwendung und Dosierung
Für die intravenöse Applikation werden Dosen zwischen 600 und 1200 mg pro 24 Std. empfohlen. Das Präparat kann langsam intravenös injiziert werden, jedoch ist eine Tropfinfusion von 20–60 min vorzuziehen. Bei höheren Dosen ist die Tagesmenge auf 2–3 Einzelgaben zu verteilen, ein Vorgehen das auf Grund der besonderen Pharmakokinetik eine optimalere therapeutische Effizienz erzielt. Ein Teil der Nebenwirkungen bei intravenöser Applikation könnte eventuell auf den Lösungsvermittler (Cremophor-EL) zurückzuführen sein, der wahrscheinlich ausgetauscht wird. Die Kombination mit anderen systemischen Antimykotika ist kontraindiziert. Wechselwirkungen mit Antidiabetika und Antikoagulantien ist zu beachten. Die orale Applikation sollte nur zur Sanierung des Mund-Magen-Darm-Bereichs eingesetzt werden und beträgt bei Erwachsenen 4×250 mg, in Ausnahmefällen auch 6×250 mg täglich. Für Kinder wird als Tageshöchstdosis ein Richtwert von 20 mg/kg Körpergewicht angegeben.

8.2.4.2 Ketoconazol
Die günstigsten pharmakokinetischen Eigenschaften werden dem Ketoconazol zugeschrieben.

Pharmakokinetik
Die bestmögliche Resorption wird durch Einnahme während der Mahlzeiten erreicht. 1–2 Std. nach oraler Applikation werden maximale Plasmakonzentrationen erzielt. Die Senkung der Plasmawerte erfolgt in zwei Phasen, eine rasche Elimination mit Halbwertszeiten zwischen 1,4 und 2,2 Std. und eine verzögerte Elimination mit Halbwertszeiten zwischen 6,5–9,6 Std. Eine Induktion hepatischer Enzyme wird nicht beobachtet. Die Eiweißbindung beträgt 99%. In nahezu allen Geweben, Organen und Körperflüssigkeiten – mit Ausnahme der Cerebrospinalflüssigkeit – wird Ketoconazol nach oraler Gabe in therapeutischen Konzentrationen nachgewiesen. Das Präparat ist placentagängig und wird auch in die Muttermilch ausgeschieden. Ketoconazol wird zu etwa 90% über die Faeces und zu 5% über den Urin ausgeschieden. Ferner erfolgt eine Elimination über die Schweiß-, Speichel- und Talgdrüsen, wodurch z.B. im Bereich der Haare fungizide Wirkstoffkonzentrationen erreicht werden. Das Präparat verfügt über eine schnelle Verteilung in der Peripherie. Der Abbau erfolgt über inaktive Metaboliten. Für Leber, Lunge, Haut, Haare und Talgdrüsen wird eine relativ hohe Gewebsdiffusion erreicht. Die Liquorkonzentration von Ketoconazol beträgt nur 1–2%. Eine Gefahr der Kumulation besteht nicht. Eine Dosisanpassung bei verminderter Nierenfunktion ist daher nicht notwendig.
Anticholinergika, Antacida oder H_2-Blocker setzen durch pH-Anstieg des Magenmilieus die Löslichkeit und somit Bioverfügbarkeit von Ketoconazol herab. Kann auf eine Therapie mit diesen Präparaten nicht verzichtet werden, so sollte diese 2 Stunden nach der Gabe von Ketoconazol erfolgen.

Nebenwirkungen
Nur sehr selten wird über Übelkeit und/oder Erbrechen, Hautjukken, Kopfschmerzen und abdominale Beschwerden wie z.B. Diarrhö berichtet. Bei höheren Dosen und Langzeit-Therapie ist eine hämatologische und organische Toxizität nicht sicher auszuschließen. So werden Lebertoxizität, thrombopenische Purpura und Gynäkomastie (Senkung des Testosteronspiegels!) und Impotentia coeundi beobachtet.

Anwendung und Dosierung
Die Indikationen sind z. Zt.:
1. Mykosen der Haut, ihrer Anhangsgebilde und der Vaginalschleimhaut, die auf lokale Therapie nicht wirksam ansprechen. Ausnahme: Mikrosporie!
2. Organ- und Systemmykosen. Ausnahme: Aspergillom!
3. Vorbeugende Behandlung bei Patienten mit krankheits- und/oder behandlungsbedingter Abwehrschwäche.

Die empfohlene Dosis beträgt 200 mg 1 × täglich. Bei der Candida-Vaginitis werden 400 mg (2 Tabletten 1 × tgl.) über 5 Tage empfohlen. Bei Kindern ist die Gabe auf 50–100 mg täglich zu beschränken.
Ketoconazol hat sich auch bei der Mykose-Prävention granulozytopenischer Patienten bewährt. Als Dosis werden 200 mg täglich verabfolgt. Bei immunsupprimierten Patienten werden Dosen bis zu 600 mg/die empfohlen.

8.2.4.3 Präparate
Miconazol:
Daktar Mundgel
Daktar Tabletten
Daktar i.v. Lösung zur Injektion
Ketoconazol:
Nizoral Tabletten.

8.2.5 Natamycin (Pimaricin)

Natamycin wurde 1955 erstmalig aus Streptomyces natalensis isoliert und wird nach den neuen Richtlinien nicht mehr als Pimaricin, sondern Natamycin bezeichnet. Es gehört wie das Nystatin zu den Polyenen.

8.2.5.1 Wirkungsspektrum
Hefen, biphasische Pilze, Dermatophyten und Schimmelpilze.

8.2.5.2 Pharmakokinetik
Während bei lokaler Anwendung ein guter therapeutischer Effekt gesehen wird, werden auf Grund der physikalischen Eigenschaften

selbst bei hohen oralen Dosen keine therapeutischen Serumspiegel nachgewiesen.

8.2.5.3 Nebenwirkungen
Bei Natamycin wird gelegentlich über intestinale Intoleranzreaktionen wie Magendruck, Brechreiz und Diarrhoe berichtet.

8.2.5.4 Anwendung und Dosierung
Für die Darmsanierung werden 4×100 mg Natamycin empfohlen. Die Mundhöhle, Speiseröhre und Magen werden mit Lutschpastillen bzw. 1%iger Suspension therapiert. Für Inhalationen, Irrigationen, Instillationen und Spülungen steht eine 2,5%ige Suspension zur Verfügung.

8.2.5.5 Präparate
Primafucin Dragees magensaftresistent
Pimafucin Lutschpastillen zuckerfrei
Pimafucin Suspension 1%
Pimafucin Suspension 2,5%

8.2.6 Nystatin

Nystatin – 1950 erstmalig aus Streptomyces noursei isoliert und zu den Polyenen gehörend – wirkt fungistatisch und in höheren Konzentrationen und bei saurem pH-Wert fungizid.

8.2.6.1 Wirkungsspektrum
Candida-, Cryptococcus-, Blastomyces-, Trichophyton- und Mikrosporon-Arten.

8.2.6.2 Pharmakokinetik
Nach oraler Gabe erfolgt praktisch keine Resorption im Intestinaltrakt. Erst bei Maximaldosen kann im Serum ein minimaler fungistatischer Effekt nachgewiesen werden. Toxische Reaktionen bei intravenöser Dosierung und Gewebsnekrosen mit starken Schmerzen bei intramuskulärer Injektion schränken die Anwendung von Nystatin ein.

8.2.6.3 Nebenwirkungen
Bei hoher oraler Dosierung werden Magendruck, Brechreiz und Diarrhoe angegeben.

8.2.6.4 Anwendung und Dosierung
Nystatin bewährt sich mit gutem Effekt bei Befall der Haut und Schleimhäute. Für die Sanierung des Magen-Darm-Traktes werden Dosen von 3 × täglich 0,5–1,0 Mega verabfolgt. Nystatin-Reinsubstanz findet Verwendung bei der Aerosol-Therapie der Lungenmykosen, der Instillations-Therapie in der Urologie und der Behandlung der Otomykosen.

8.2.6.5 Präparate
Biofanal Dragees
Candio-Hermal Dragees
Candio-Hermal Fertigsuspension
Candio-Hermal Fläschen mit Reinsubstanz
Moronal Dragees
Moronal Reinsubstanz
Nystatin „Lederle" Filmtabletten
Nystatin „Lederle" Tropfen
Nystatin „Lederle" steriles Pulver

8.3 Spezifische externe Therapeutika

Bei der Behandlung von Pilzinfektionen führt die Kombination verschiedener Chemotherapeutika nicht zwangsläufig zu einem Synergismus. Außerdem sollte unter mehren Antimyzetika das mit dem engsten Wirkungsspektrum (DHS-System) bevorzugt eingesetzt werden. Das setzt natürlich voraus, daß dem behandelnden Arzt innerhalb kürzester Zeit eine Erregeridentifizierung zur Verfügung steht. Ist dies nicht möglich oder kann aus therapeutischen Gründen auf das Vorliegen einer Erregeridentifizierung nicht gewartet werden, sollten nach der mikroskopischen Untersuchung und dem Anlegen der Kultur Breitband-Antimykotika verwendet werden.

Unter den Azolpräparaten besitzen das Bifonazol, Miconazol und Oxiconazol eine relativ lange Hautverweildauer und müssen somit täglich nur einmal eingesetzt werden. Das Bifonazol wirkt zweifach auf die für Pilze wichtige Ergosterol-Biosynthese ein. Durch das rechte Eindringen in die Haut und die lange Verweildauer ist ein früheinsetzender Effekt mit langanhaltender Wirkung gegeben. Auch den anderen Imidazol-Derivaten Clotrimazol, Econazol und Isoconazol wird eine ausreichende Hautverweildauer zugeschrieben. Das Antimykotikum Naftifin kommt aus der neuen Klasse der Allylamine und zeichnet sich durch eine hohe antimyzetische Aktivität aus. Der Wirkungsmechanismus besteht in einer spezifischen Hemmung der fungalen Squalenepoxidase. Alle Antimykotika mit einmal täglicher Applikation verkürzen die Therapiedauer und versprechen eine bessere Patienten-Compliance.

Die Breitband-Antimykotika erfassen aufgrund ihres Wirkungsspektrums neben den Dermatophyten, Hefen, Schimmelpilzen und sonstigen Pilzen auch grampositive Bakterien und Strahlenpilze (Actinomyceten), die heute zuden grampositiven Bakterien gezählt werden. Zu den grampositiven Bakterien zählen u. a. Staphylococcus haemolyticus, Staphylococcus aureus, Streptococcus pyogenes, Streptococcus faecalis, Erysipelothrix insidiosa, Bacillus subtilis, Bacillus anthracis. Wichtige humanpathogene Strahlenpilze sind Nocardia asteroides, Nocardia brasiliensis, Nocardia minutissima, Streptomyces somaliensis, Streptomyces madurae, Streptomyces pelleteri.

Die nachfolgenden angeführten Externa werden nach ihrer Wirkung im DHS-System aufgelistet. Ferner werden die Externa für die Therapie der saprophytären Mykosen (Erysthrasma und Trichomycosis palmellina) angeführt.

8.3.1 Dermatophyten – wirksame Antimykotika

Antihydral „M" Salbe
Antimycoticum Stulln Flüssigkeit
Antimyk Lösung, -Salbe
Baycuten SD Creme
Batrafen Creme, -Lösung, -Puder

Benzoderm Creme, -Lösung, -Puder, -Salbe
Benzoderm -S Puder
Bergauf Fußspray
Canesten Creme, -Lösung, -Puder, -Spray
Camifug Creme, -Lösung
Chinosol Vaseline Salbe
Chlorisept Lösung, -Puder, -Salbe
Daktar Creme, -Lösung, -Lotio, -Puder, -Kombipackung
DDD 4 Hautbalsam, -Hautmittel flüssig, -Hautmittel extra stark flüssig
Dequafungan Creme, -Salbe, -Hautspray
Dermaphytex Creme, -Liquidum, -Puder
Dermido Lösung
Dermofug Lösung
Ederphyn Salbe
Eparol Creme, -Lösung
Epi-Monistat Creme, -Puder, -Kombipackung
Epi-Pevaryl Creme, -Lotio, -Spraylösung, Spraypuder
Evazol Creme
Exoderil Creme, -Gel, -Lösung, -Spray
Fungichthol Lösung
Fungichthol B Salbe
Fungiderm Lösung
Fungifos Creme, -Lösung
Fungiplex Gel, -Lösung, -Nagellack, -Puder, -Salbe
Fungi-Pyodron Gel
Gehwol-Fungizid-Creme, -Flüssig, -Puder
Gehwol-Nagelpilz-Tinktur
Jadit Lösung, -Puder, -Salbe, -Puderspray
Mokoto flüssig Lösung
Mono Baycuten Creme, -Lösung
Multifungin Lösung, -Salbe, -Puder
Mycanden Lösung, -Salbe, Spray
Macatox Salbe, -Puder, -Liquidum, -Bad
Mycofug Creme, -Lösung
Myco-Sagitralin Paste
Mycospor Creme, -Gel, -Lösung, -Puder
Myfungar Creme, -Lösung, -Puder, -Spray

Myko Cordes Creme, -Lösung
Myxal Salbe, -Spray, -Puder
Oceral Creme, -Lösung, -Puder, -Spray
Onychofissan Tinktur, -Kombipackung
Onymyken Lösung
Ovis Salbe, -flüssig, -Fußpuder, -Spray
Phebrocon Serol, -Lösung, -Spray, -Puder, -Kombipackung
Pedisafe Creme, -Lösung
Robumycon Liquidum
Siccosept Salbe, -Spray, -Oel
Sorgoa Creme, -Lösung, -Spray
Stadamycon Lösung
Stiemazol Creme, -Lösung, -Spray
Supral flüssig, -Salbe
Tercospor-Vaginalcreme, -Vaginalovulat
Tinatox Creme, -Lösung
Tonoftal Creme, -Lösung, -Puder, -Kombipackung, -Spray-Lösung, -Spray-Puder
Tonoftal-N Salbe, -Creme
Travogen Creme, -Lösung
Travogen/Travocort Creme (Kombipackung)
Undelysan Liquidum, -Salbe
Wespuril Salbe, -Lösung, -Puder

8.3.2 Dermatophyten – wirksame Antimykotika mit Korticoiden

Antimyk comp. Salbe
Baxadermyl Salbe
Baycuten Creme
Bi-Vaspit Creme
Canesthen HC Creme
Corti-Wespuril Salbe
Daktar-Hydrocortison Creme
Decoderm trivalent Creme
Efisol-H-Hautsalbe
Epipevisone Creme
Fungichthoson Lösung, -Salbe

Fungiplex P Salbe
Fungisalb Salbe
Jadit P Lösung, -Salbe
Locacorten-Vioform Creme, -Salbe, -Paste
Lotricomb Creme
Millicorten-Vioform Salbe
Munitren fettend-/-fettfrei Salbe
Myco-Jellin Creme, -Lösung
Nerisona C Creme
Polycid N Salbe
Sermaform Creme
Travocort Creme
Vobaderm plus Creme

8.3.3 Hefepilz-wirksame Antimykotika

Albothyl Gel, -Konzentrat, -Vaginaldusche, -Vaginalkugeln
Ampho-Moronal Salbe, -Creme, -Lotio, -Ovula, -Genital Creme,
    -Trockensubstanz und Lösungsmittel
Batrafen Lösung, -Creme, -Vaginal-Creme, Kombipackung
Baycuten SD Creme
Betaisodona Vaginal Antiseptikum Lösung, -Vaginal Gel,
    -Vaginal-Suppositorien
Biofanal Salbe, -Vaginal Tabletten, -Kombinationspackung
Candio-Hermal Creme, -Paste, -Puder, -Salbe
Canesten Creme, -Lösung, -Spray, -Puder, -Vaginal Creme, -Vaginal
    Tabletten, -Kombipackung
Canifug-Creme, -Lösung, -Vaginalcreme
Daktar Creme, -Lösung, -Lotio, -Puder, -Kombipackung
Dequafungan Creme, -Salbe, -Hautspray
Dequavagyn Vaginal-Salbe
Dermofug Lösung
Epi-Monistat Creme, -Puder, -Kombipackung
Epi-Pevaryl Creme, -Lotio, -Spraylösung, -Spraypuder
Erisosept Vaginal-Schaumspray
Erboproct cand Paste, -Tampon
Evazol Creme

Exoderil Creme, -Gel, -Lösung, -Spray
Fungiplex Salbe, -Gel, -Lösung, -Nagellack
Gyno-Daktar Tampons, -Vaginal-Creme, -Vaginal-Ovula, -Kombipackung
Gyno-Monistat Creme, -Ovula, -Kombipackung
Gyno-Travogen Creme, -Vaginal-Tabletten, -Kombipackung
iniumur Salbe, -Vaginalstäbchen
Mono Gaycuten Creme, -Lösung
Moronal Puder, -Salbe, -Genital Creme, -Ovula, -Kombipackung, -Reinsubstanz
Multilind Heilpaste
Mycanden Lösung, -Salbe
Myco-Intradermi Heilpaste
Mycofug-Creme, -Lösung
Mycospor Creme, -Gel, -Lösung, -Puder
Myfungar Creme, -Lösung, -Puder, -Spray
Myko Cordes Creme, -Lösung
Mykundex Heilsalbe
Mysteclin Genital-Creme, -Ovula, -Tripack Kombipackung
Nystatin „Lederle" Salbe, -Creme, -steriles Puder
Oceral Creme, -Lösung, -Puder, -Spray
Pedisafe Creme, -Lösung
Pimafucin Creme, -Puder, -Vaginal Tabletten, -Kombipackung, -Creme zur vaginalen Anwendung
Polygynax Vaginalkapseln
Polyvidon-Jod-Vaginal-Suppositorien
Prolugol-liquid. Lösung
Salvizol Creme, -Gel, -Puder, -Vaginaltabletten
Soor-Gel
Soorphenesin Vaginalsuppositiorien
Stiemazol Creme, -Lösung, -Spray
Synogil Vaginal-Ovula
Tonoftal-N Salbe, -Creme
Tercospor Vaginalcreme, -Vaginalovula
Travogen Creme, -Lösung

8.3.4 Hefepilz-wirksame Antimykotika mit Korticoiden

Ampho-Moronal Combipackung, -V-Salbe, V-Creme,
   V-Trockensubstanz
Baycuten Creme
Bi-Vaspit Creme
Candio-Hermal E comp. Salbe, -Paste
Canesten HC Creme
Corti-Dynexan N Paste
Daktar-Hydrocortison Creme
Epipevisone Creme
Fungichthoson Lösung, -Salbe
Halog Tri-Creme, Tri-Salbe, Tri-Salbe Kombinationspackung
Heliomycort Salbe
Jellin polyvalent Salbe
Lotricomb Creme
Moronal V Salbe, -Gel
Myco-Jellin-Creme, -Lösung
mykoproct Salbe, -Suppositorien, -Kombipackung
Nerisona C Creme
Nystalocal Salbe
Pimafucort Lotio, -Salbe
Pimarektal Creme
Polycid N Salbe
Topsym polyvalent Salbe
Travocort Creme
Vobaderm plus Creme
Volonimat Plus Salbe

8.3.5 Antimykotika mit breitem Spektrum

Batrafen Lösung, -Creme, -Vaginalcreme, -Kombinationspackung
Baycuten SD Creme
Canesten Creme, -Lösung, -Spray, -Puder, -Vaginaltabletten,
   -Vaginalcreme, -Kombinationspackung
Canifug-Creme, -Lösung, -Vaginalcreme
Daktar Creme, -Lösung, -Lotio, -Puder, -Kombipackung

Eparol Creme, -Lösung, -Vaginaltabletten
Epi-Monistat Creme, -Puder, -Kombipackung
Epi-Pevaryl-Creme, -Lotio, -Spraylösung, -Spraypuder
Exoderil Creme, -Gel, -Lösung, -Spray
Gyno-Daktar Tampons, -Vaginal-Creme, -Vaginal-Ovula, Kombipackung
Gyno-Monistat-Creme, -Ovula, -Kombipackung
Gyno-Pevaryl Creme, -Ovula, -Kombipackung
Gyno-Travogen Creme, -Vaginaltabletten, -Kombipackung
Mono Baycuten Creme, -Lösung
Mycanden Lösung, -Salbe
Mycofug Creme, -Lösung
Mycospor Creme, -Gel, -Lösung, -Puder, -Spray
Myfungar Creme, -Lösung, -Puder, -Spray
Myko Cordes Creme, -Lösung
Oceral Creme, -Lösung, -Puder, -Spray
Pedisafe Creme, -Lösung
Stiemazol Creme, -Lösung, -Spray
Tonoftal-N Creme, -Salbe
Tercospor Vaginalcreme, -Vaginalovula
Travogen Creme, -Lösung

8.3.6 Externa für die Therapie des Erythrasma und der Trichomycosis palmellina

Abgesehen von den bereits weiter oben aufgeführten Rezepturen und der Therapie mit Selensulfid-haltigen Externa sind selbstverständlich auch die Breitspektrum-Antimykotika und einige andere Antimykotika einzusetzen.

Aus bakteriologischen Überlegungen und aus Gründen der Schonung der Residualflora wird empfohlen, Selensulfid-haltige Externa, lokale Antibiotika und Sulfonamide einzusetzen.

Antibakteriell wirksame lokale Antibiotika (Auswahl)
Achromycin Salbe
Aureomycin Salbe

Batrax Salbe
Ecomytrin Salbe
Framycetin-Salbe „Göttingen"
Fucidine Gel, -Salbe
Leukomycin Salbe
Meclosorb Creme
Myacyne Salbe
Nebacetin Salbe
Paraxin Salbe
Refobacin Creme
Soframycin Salbe
Sulmycin Creme, -Salbe
Terramycin Salbe
Tuttomycin Salbe

Lokale Sulfonamide
Aristamid Gel
Cibazol Salbe
Flammazine Creme

8.4 Adjuvante Therapie

Neben einer gezielten externen und internen Behandlung mit unspezifisch und spezifisch wirksamen Antimykotika kann durch Einbeziehen sogenannter adjuvanter Maßnahmen die Behandlungsdauer verkürzt und/oder eine Rezidivprophylaxe erreicht werden. Verständlicherweise ergeben sich Überschneidungen bei der adjuvanten Therapie und der Prophylaxe von Pilzinfektionen.
Mit Nachdruck muß betont werden, daß z.B. bei einer Fußmykose nur durch Austrocknen und Desinfizieren des Schuhwerks dem Rezidiv vorgebeugt werden kann. So empfiehlt es sich, vor allem Arbeitsschuhe nur einen über den anderen Tag zu tragen. Die Anschaffung eines zweiten Paars ist somit unerläßlich. Abgesehen von einer gezielten Therapie sollten das Schuhwerk und evtl. die Kleidung desinfiziert werden. Hierfür eignen sich die unter dem Abschnitt

Desinfizientia/Antiseptika angegebenen Präparate. Ein einfaches und häufig gebrauchtes Mittel ist die Verwendung von Formalin-Lösung 3-10%ig. Hierfür werden Formalin-getränkte Wattebäusche mit dem Schuhwerk bzw. der Kleidung für 48 Std. in einen luftdicht zu verschließenden Plastiksack gegeben und anschließend gut ausgelüftet.

Durch das Einlegen von Mull- und Leinenstreifen in die intertriginösen Areale und Interdigitalräume wird das Terrain für Pilze aufgrund folgender Faktoren ungünstig beeinflußt:

1. Vermeidung des Haut-Kontaktes,
2. Aufsaugen und Abdunsten des Sekrets.

Die Mullstreifen sind zwei- bis dreimal täglich zu wechseln.

Bei der Onychomykose kann der Patient durch konsequentes Kurzhalten der Nägel mit einer groben Nagelfeile die Therapie günstig beeinflussen. Hierbei sollte möglichst auf mechanischem Wege das pilzbefallene Material bis an die gesunde Grenzzone entfernt werden. Eine Traumatisation des Nagelbetts ist peinlichst zu vermeiden.

Körper-, Sitz-, Fuß- und Handbäder dienen dem Trocknen von Wundflächen und Entfernen von Wundsekret und Schuppenmaterial. Die Zugabe von Desinfizienten und Antiseptika verstärkt die Wirkung dieser Bäder. Für die Reinigung sollten Syndets und saure Seifen eingesetzt werden. Bei langfristiger Anwendung können auch herkömmliche Baby- und Kinderseifen verwendet werden, bei denen es sich meist um Proteingemische handelt.

Nach einer Pilzinfektion kann die Rehabilitation der Haut durch geeignete Reinigungs- und Hautpflegemittel weiter gefördert werden. Besonders hautempfindliche Patienten müssen bezüglich der Hautschutz- und Hautpflegemittel konsequent beraten werden. Gerade bei überwiegend handwerklich Tätigen kann mit Hautschutzsalben eine wirksame Prophylaxe erreicht werden. Zu häufig wird durch die Verwendung unzweckmäßiger Reinigungsmittel und die inkonsequente Rückfettung der Haut erst das Milieu für pathogene Pilze geschaffen.

Die Hefemykosen im Intestinaltrakt sind zusätzlich durch reduzierte Zufuhr von Kohlenhydraten therapeutisch günstig zu beeinflussen. So sind süße Früchte, Mehlprodukte und Kartoffeln, Reis sowie Mais zu meiden, während gesüßter Zitronensaft, Gemüse, Salate,

Fleisch, Fisch, Fett, Ei- und Milchprodukte empfohlen werden können. Ferner sind für eine gezielte Infektionsprophylaxe die Zahnbürsten auszuwechseln und der Zahnersatz mit pilzwirksamen Mundantiseptika zu reinigen.

Gerade bei den sekundären Mykosen muß auf eine möglichst umgehende Korrektur der sogenannten prädisponierenden Faktoren geachtet werden, da sonst fälschlicherweise das Rezidiv durch insuffiziente Therapeutika entschuldigt wird, die infektionsbegünstigenden Faktoren aber außer acht gelassen werden.

9 Prophylaxe von Pilzinfektionen

Relativ häufig wird eine rezidivfreie Abheilung von Pilzinfektionen nicht erreicht. Trotz Identifizierung des Erregers durch mikroskopische und kulturelle Diagnostik und Anwendung eines modernen pilzwirksamen Antimykotikums wird das Rezidiv irrtümlich einer Resistenz gegenüber den angewandten Therapeutika zugeschrieben. Häufig werden dabei die eine Pilzbehandlung begleitenden Maßnahmen nicht berücksichtigt.

9.1 Rezidiv-Prophylaxe

Die makroskopisch sichtbare Abheilung einer Pilzinfektion beinhaltet auch bei wiederholt negativem mikroskopischem und kulturellem Pilznachweis nicht zwangsläufig eine Abheilung. Wegen der möglichen Persistenz auskeimungsfähiger Pilzelemente in der klinisch erscheinungsfreien Haut sollte die gezielte lokale antimykotische Therapie ca. 2 Wochen über die Erscheinungsfreiheit hinaus durchgeführt werden. Auch müßten die Materialien, die eine Wiederansteckung ermöglichen, desinfiziert werden. Auskochbare Wäschestücke wie Strümpfe, Leibwäsche und Handtücher sind mindestens 15 min lang zu kochen. Die Schuhe sind zu desinfizieren (z.B. mit 3-10%igem Formalin, pilzwirksamen Desinfizientia, antimyzetischen Pudern und Sprays). Nicht kochbare Kleidungsstücke könnten auch durch chemische Vollreinigung oder Formaldehyd-Lösung (3-10%ig) ausreichend von keimfähigen Pilzelementen gesäubert werden.

9.2 Dispositions-Prophylaxe

Zweifellos unterliegen Patienten mit prädisponierenden Faktoren einem erhöhten mykotischen Infektionsrisiko. Diesbezüglich sei auf das Kapitel prädisponierende Faktoren verwiesen. Nur durch konsequente – wenn möglich – Ausschaltung dieser Faktoren kann eine gezielte Therapie die Pilzinfektion rezidivfrei heilen. Therapeutisch schwer anzugehen sind deshalb tiefgreifende Immunopathien mit Defekten der zellvermittelten Abwehrmechanismen.

9.3 Expositions-Prophylaxe

Häufigste Infektionsquellen für Fußmykosen stellen Badeanstalten, Sauna, Umkleidekabinen, Turnhallen und Hotelzimmer dar. Das Tragen von Gummi- oder Plastikschuhen in diesen Örtlichkeiten schützt in hohem Maße vor einer Infektion. Gerade bei Personen, die in ländlichen Bereichen mit gewerblicher Tierhaltung leben, ist die Infektionsmöglichkeit durch Tiere zu beachten. Die Patienten sind darüber zu informieren, daß als Infektionsquelle Rinder, Pferde, aber auch Haustiere wie Hund, Katze, Meerschweinchen, Goldhamster und Kaninchen anzusehen sind. Haustiere haben diesbezüglich auch für die Stadtbevölkerung, besonders für Kinder, Bedeutung. Während Tierinfektionen mit Trichophyton-Arten von den Tierhaltern häufig erkannt, selten aber in ihrer Dignität richtig eingeschätzt werden, sind die durch Mikrosporon-Arten hervorgerufenen Veränderungen besonders bei langhaarigen Tieren nur schlecht auszumachen.

Familienangehörige mit Pilzinfektionen sollten Hygieneartikel wie Handtücher, Waschlappen, Servietten, Nagelfeilen und -scheren nicht mitbenutzen. Auch sollte der Mykosekranke nie in der Wohnung barfuß umhergehen. Unter Umständen müssen Teppiche und Läufer durch Entwesung pilzfrei gemacht werden.

10 Mykologische Begriffe

Agar (z. B. Kimmig-Agar, Sabouraud-Agar)
Fester Nährboden, auf dem Dermatophyten, Hefen und Schimmelpilze gut wachsen.

Agar-Agar
Aus verschiedenen Rotalgen gewonnene Gallertstoffe. Diese stark quellenden Kohlenhydrate dienen zur Herstellung fester Nährböden.

Antimykotisch
Gegen Mykosen gerichtet. Ungenauer Begriff, da letztendlich die Aussage nur über die Wirkung auf die Symptome der Krankheit und nicht über den Effekt auf den Krankheitserreger erfolgt. Dieser symptomatische Effekt ist nur in vivo zu prüfen.

Antimyzetisch
Gegen Pilze (= Myzeten) gerichtet. Dieser Ausdruck gilt primär für in-vitro-Verhältnisse und erlaubt nur bedingt eine Aussage über die Wirksamkeit auf die Krankheitserscheinungen.

Arthrosporen: (= Gliedersporen)
entstehen aus fragmentierten Hyphen. Als typische Arthrosporenbildner gelten Trichosporon (Arthrosporen und Blastosporen) und Geotrichum candidum (nur Arthrosporen, keine Blastosporen).

Auxanogramm
Bestimmung von Hefen durch Zuckerfermentation.

Biotop
Lebensraum einer unter wechselseitigen Anpassungen entstandenen Gesellschaft von Lebewesen (Organismen).

Blastomykosen
Erkrankungen durch Pilze, die im Gewebe Sproßzellen bilden.

Blastosporen: (= Sproßzellen)
Hefen vermehren sich ungeschlechtlich. Die Mutterzelle bildet durch Sprossung eine Tochterzelle, aus der wiederum eine oder mehrere Blastosporen hervorgehen.

Candida
Gattung der imperfekten Hefen, charakterisiert durch Blastosporen und Pseudomyzel, teilweise auch durch echtes, septiertes Myzel.

Candidid: Id-Reaktion
Allergische Reaktionen durch Allergene von Hefen der Gattung Candida.

Cyloheximid: (= Actidion)
Ein Antibiotikum aus Streptomyces noursei, das vor allem das Wachstum bestimmter schnell wachsender Schimmelpilze, aber auch einiger Hefen unterdrückt. Ein genereller Zusatz zu Nährböden ist daher bedenklich.

Chlamydosporen
Dickwandige Dauersporen, die sich unter Mangelbedingungen ausbilden und für die Artbestimmung (z. B. Candida albicans) genutzt werden.

Dermatophyten
Zusammenfassende Bezeichnung aller Pilze der Gattungen Trichophyton, Mikrosporon, Epidermophyton und Keratinomyces.

Dermatophytid
Mykid durch Dermatophytenantigene.

Dermatophytie
Dermatophytose durch Dermatophyten. Man unterscheidet Trichophytie, Mikrosporie und Epidermophytie.
Der Favus gehört zur Trichophytie.

Differenzierung
Bestimmung der Pilze nach Gattung und Art aufgrund morphologischer und physiologischer Eigenschaften.

dimorph
Fähigkeit, als Faden- und Sproßpilz zu wachsen.

Ektothrix: (= ektotrich)
Pilzwachstum in der Haarrinde.

Endosporen
asexuelle Sporen, die in Hyphen oder Sphärulen gebildet werden.

Endothrix: (= endotrich)
Pilzwachstum in der inneren Schicht (= Markbereich) des Haares.

Fadenpilze
Bezeichnung für Pilze, die Fäden bilden (z.. Schimmelpilze und Dermatophyten).

Familie
Zusammenfassung von Gattungen, Endung -aceae, z. B. Cryptococcaceae.

filamentös
Fadenförmig

Fruktifikationsorgane: (= Fruchtkörper)
Gebilde am fruchtbildenden Myzel, in denen sich die Sexualsporen der Pilze entwickeln.

fruktifizierendes (fruktifikatives) **Myzel:**
(= Luftmycel)

Fungi imperfecti
Pilze mit asexueller Fortpflanzung (fast alle pathogenen Pilze).

Fungi perfecti
Pilze mit sexueller Fortpflanzung; d.h. durch Kernverschmelzung und Reduktionsteilung.

fungistatisch
Pilzhemmend.

fungizid
Pilztötend.

Fungus
(pl. Fungi): Pilze, chlorophyllose Thallophyten.

Genus: (= Gattung)
Dieser Begriff ist den Arten (Spezies) übergeordnet.

Hefen
Sproßpilze. Pilze, die sich überwiegend durch Sprossung fortpflanzen.

Hyphen
Pilzfäden; treten septiert (mit Querwänden versehen) und unseptiert (ohne Querwände) bzw. verzweigt und unverzweigt auf.

imperfekte Hefen
Sie bilden keine Sexualsporen und vermehren sich somit ungeschlechtlich (z.B. Candida albicans).

Konidien
Ungeschlechtliche Sporen von Pilzen; z.B. Mikrokonidien ein- bis zweizellig; Makrokonidien mehrzellig.

Konidiophore
Konidienträger, spezielle konidientragende Hyphe.

Levurid
Mykid, id-Reaktion bei einer Levurose.

Levurosen
Sammelbezeichnung für Mykosen durch Hefen.

Luftmyzel
Aus dem Nährboden herausragendes Myzel, an dem sich die Konidien und die Fruchtkörper mit den Sexualsporen bilden.

Makrokonidien
Größere mehrzellige ungeschlechtliche Pilzsporen mit Querseptierung.

Mikrokonidien
Kleine, meist ein- und zweizellige Konidien.

Mosaikfungi
Artefakte in Nativpräparaten, die Pilze vortäuschen können. Meist handelt es sich um Lipoid-, Fibrin-, Keratohyalinniederschläge.

Mykid
„Id-Reaktion"; allergische Reaktion auf Pilzallergene. Klinische Symptome: u.a. glasstecknadelkopfgroße Bläschen, kreisförmige und kleieförmige Schuppung, papulöse und lichenoide Exantheme, Erythema nodosum.

Mykotoxikosen
Durch Mykotoxine verursachte Krankheitsbilder.

Mykotoxine
Gifte verschiedener Schimmelpilze; am bekanntesten sind die Aflatoxine aus Aspergillus flavus und Aspergillus parasiticus. Zumindest bei Tieren wird den Aflatoxinen eine karzinogene Wirkung zugeschrieben.

Myzel
Flechtwerk aus Pilzfäden; vegetatives Myzel dient der Ernährung, fruktifizierendes Myzel der Vermehrung.

Myzetom
Pilzgeschwulst, meist durch Schimmelpilze, seltener durch Hefen.

Opportunistisch-pathogener Keim
Transformation eines Mikroorganismus vom Saprophyten zum Parasiten bei Vorliegen sogenannter prädisponierender Faktoren.

Parasit
Von vitaler organischer Substanz lebender Mikroorganismus (z. B. Pilz).

Saprophyt
von abgestorbener organischer Substanz lebender Mikroorganismus.

Perithecium
Rundlicher oder flaschenförmiger Fruchtkörper (Ascokarp) mit Mündung (Ascostoma).

Persorption
Passiver Durchtritt von korpuskulären Elementen bis zu 70 µm Größe (u. a. von Sproßpilzen, Stärkekörnern) durch die intakte Darmschleimhaut.

Pleomorphismus: (= Vielgestaltigkeit)
Degeneratives Stadium bei Dermatophyten in der Kultur.

Prädisponierende Faktoren
Faktoren, die zu einer lokalen bzw. generellen Beeinträchtigung der humoralen und/oder zellulären Immunmechanismen des Makroorganismus führen.

Pseudomyzel
Aus Pseudofäden gebildetes Pilzgeflecht, typisch für die Gattung Candida, aber auch bei perfekten Hefen vorkommend.

Ringworm
Pilzflechte (angloamerikanische Bezeichnung).

Septum
Transversale Membran in Hyphen und Sporen.

Species: (Spezies)
Art. Mehrere Arten bilden eine Gattung (Genus).

Sphärula
Große zystische Pilzzelle, die Endosporen enthält, oder Sporangium, das Sporangiosporen enthält.

Sporangium
Dünnwandiger, bläschenförmiger, an einem Stiel sitzender Fruchtkörper.

Spore
Sexuell oder asexuell entstandene Keimzelle mit widerstandsfähiger Hülle.

Sprossung
Typische Wuchsform z. B. für Hefen. Aus der Mutterzelle quillt nach lokaler Auflösung eines Teiles der Zellwand ein Teil des Zellinhaltes und wächst zur Tochterzelle heran, die der Mutterzelle gleicht.

Sproßpilze
Pilze, die Sproßzellen bilden (z. B. Hefepilze).

Tinea
Vieldeutiger klinischer Begriff; unabhängig von der Art des Erregers, meist für oberflächliche Pilzerkrankungen der Haut verwendet.

Vegetativ
Wachstum oder Ernährung betreffend.

Vegetatives Myzel
Reproduktives, im Nährstoff sitzendes Myzel, Gegensatz zu Luftmyzel.

Wood-Licht
Durch Schwarzfilter aus Kobaltglas austretendes UV-Licht, in dem bestimmte Pilze fluoreszieren.

11 Literatur

Ajello L (1978) Gegenwärtige Kenntnisse über die imperfekten und perfekten Formen der Epidermophyton-, Mikrosporum- und Trichophytonarten. Hautarzt 29: 6

Albornoz MB (1971) Isolation of Paracoccidioides from rural soil in Venezuela. Sabouraudia 9: 248

Alkiewicz JA (1975) Über Candidose der Rachenmandeln bei Kindern. Mykosen 18: 17

Badillet G (1978) Das Microsporum persicolor, ein nicht selten verkannter Dermatophyt. Hautarzt 29: 10

Berliner M (1968) Primary subcultures of Histoplasma capsulatum: I. Macro- and micromorphology of the mycelial phase. Sabouraudia 6: 111

Bläker F, Grob PJ, Hellwege HH, Schulz KH (1973) Immunabwehr und Transfer-Faktor-Therapie bei chronischer granulomatöser Candidiasis. Dtsch med Wschr 98: 415

Blaschke-Hellmessen R (1968) Epidemiologische Untersuchungen zum Vorkommen von Hefepilzen bei Kindern und deren Müttern. Mykosen 11: 611

Blaschke-Hellmessen R, Hinkel GK, Kintzel HW (1973) Zum Problem des Candida-Hospitalismus bei Frühgeborenen. Derm Mschr 159: 403

Brooks JR, Smith HF, Pease jr FB (1974) Bacteriology of the stomach immediately following vagotomy: The growth of Candida albicans. Ann Surg 179: 859

Cahill LG, Ainbender E, Glade PR (1974) Chronic mucocutaneous candidiasis: T cell deficiency associated with B cell dysfunction in man. Cell Immunol 14: 215

Campbell MC, Steward JL, Larsh HW (1980) The Medical Mycology Handbook. New York

Clark RE, Minagi H, Palubinskas AJ (1971) Renal candidiasis. Radiology 101: 567

Drake TE, Maibach HI (1973) Candida and Candidiasis. Postgrad Med 53: 120

Eimer H (1972) Die Candida-Infektion der Scheide in der Schwangerschaft und bei hormoneller Kontrazeption. Geburtsh u Frauenheilk 32: 221

Emmons ChW, Binford ChH, Utz JP, Kwon-Chung KJ (1977) Medical Mycology. Third Edition Lea & Febiger, Philadelphia

Fegeler F (1967) Medizinische Mykologie in Praxis und Klinik. Springer, Berlin Heidelberg New York

Fegeler K (1986) Behandlung von Dermatomykosen in der Praxis. Exoderil – ein neues Antimykotikum. Therapiewoche 36: 1264

Fegeler K, Macher E, Nolting S (1978) Tierexperimentelle Untersuchungen zur Immunität bei der Infektion mit Candida albicans. Mykosen 21: 127

Fendel K, Pietsch P (1965) Otitis und Petrositis candidosa. Z Laryng Rhinol 44: 145

Fletcher J, Mather J, Lewis MJ, Whiting G (1975) Mouth lesions in irondeficient anemia: Relationship to Candida albicans in saliva and to impairment of lymphocyte transformation. J infect Dis 131: 44

Gaines JD, Remington JS (1973) Diagnosis of deep infection with Candida. A study of Candida precipitins. Arch intern Med 132: 699

Gedek B (1980) Kompendium der Medizinischen Mykologie. Parey, Berlin

Gemeinhardt H (1976) Endomykosen des Menschen. Fischer, Stuttgart

Götz H (1962) Die Pilzkrankheiten der Haut durch Dermatophyten. In: Jadassohn's Handbuch für Haut- und Geschlechtskrankheiten. Ergänzungsband IV/3. Springer, Berlin

Götz H (1973) Therapeutische Probleme bei der Behandlung der Dermatomykosen. Mykosen 16: 1

Götz H (1978) Einführung in die medizinische Mykologie. Hautarzt 29: 1

Gray BH, Good RA (1973) Chronic Granulomatous Disease of Childhood. In: Immunobiology, edited by R. A. Good and D. W. Fisher, Sinauer Associates Inc. Stamford, Connecticut: 55

Gschwandtner RW, Zelger J, Semenitz E (1975) Der Windelsoor: Klinik, Mykologie, Histologie, Therapie. Wien klin Wschr 87: 168

Guyer PB, Brunton FJ, Rooke HW (1971) Candidiasis of the oesophagus. Brit J Radiol 44: 131

Higgs JM, Wells RS (1974) Klassifizierung der chronischen mucocutanen Candidiasis mit Betrachtungen zum klinischen Bild und zur Therapie. Hautarzt 25: 159

Hoffmann DH (1973) Ophthalmomykosen. In: E. Heinke und K. F. Schaller: Mykologische Fortbildung. Schwarzeck-Verlag, München: 99

Holt PJ, Higgs JM, Munro J, Valdimarsson H (1972) Chronic mucocutaneous candidiasis: A model for the investigation of cell mediated immunity. Brit J clin Pract 26: 331

Holti G (1966) Candida Allergy. In: H. I. Winner and R. Hurley: Symposium on Candida Infections. E. & S. Livingstone Ltd., Edinburgh and London S 73

International Society for Human and Animal Mycology (1980) Nomenclature of Mycoses. Sabouraudia 18: 78

Jorizzo JL, Mitchell SW, Jegasothy v. B, Olansky J (1980) Cimetidine as an Immunomodulator: Chronic Mucocutaneous Candidiasis as a Model. Ann intern Med 92 (Part 1): 192

Kirkpatrick CH, Rich RR, Bennett JE (1971) Chronic mucocutaneous candidiasis: Model-building in cellular immunity. Ann intern Med 74: 955

Kontras SB, Bodenbender JG, Wulf K (1969) Experimentelle Fungiämie und Fungiurie durch orale Verabreichung großer Mengen von Candida albicans beim gesunden Menschen (Selbstversuch). Arzneimittel-Forsch 19: 85

Krempl-Lamprecht L (1978) Tropisch-subtropische Pilzinfektionen in Deutschland. Hautarzt 29: 17

Kühner U, Ströder J (1975) Die Candida albicans-Meningitis im Säuglingsalter. Mykosen 18: 81

Lehrer RI, Cline MJ (1969) Interaction of Candida albicans with Human Leukocytes and Serum. J Bact 98: 996

Lehrer RI, Cline MJ (1969) Leukocyte myeloperoxidase deficiency and disseminated candidiasis: The role of myeloperoxidase in resistance to Candida infection. J clin Invest 48: 1478

Male O, Tappeiner J (1965) Nagelveränderungen durch Schimmelpilze. Derm Wschr 151: 212

Male O (1978) Wie behandelt der Dermatologe die Mykosen in der Praxis am zweckmäßigsten? Hautarzt 29: 36

Meinhof W (1974) Mykosen des Gastrointestinaltraktes. Fortschr Med 92: 795

Meinhof M (1974) Candida-Granulom mit stenosierender Candida-Ösophagitis. Z Haut-Geschl-Kr 49: 937

Meinhof W (1974) Die Salzsäure-Toleranz von Candida albicans. Mykosen 17: 339

Meinhof W (1976) Therapie der Onychomykosen. akt dermatol 2: 155

Meinhof W (1976) Angeborene Immundefektsyndrome und Candida-Mykosen. Münch med Wschr 118: Suppl 1: 3

Meinhof W (1976) Systemische Mykosen. Fortschr Med 94: 1213

Meinhof W (1976) Systemische Mykosen. Fortschr Med 94: 1392

Meinhof W (1977) Systemische Mykosen. Fortschr Med 95: 2760

Meinhof W (1978) Dermatophyteninfektionen, die leicht verkannt werden. Hautarzt 29: 15

Meyers BR, Liebermann TW, Ferry AP (1973) Candida endophthalmitis complicating candidemia. Ann intern Med 79: 647

Moore GS, Jaciow DM (1979) Mycology fot the clinical laboratory. Reston Publishing Company, Inc. Reston, Virginia

Müller W, Flach D, Hain K, Hofmann HF (1978) Therapie und Prophylaxe von Dermatomykosen. Pharmakotherapie Heft 2. Dustri-Verlag, München-Deisenhofen

Nolting S, Fegeler K (1975) Beitrag zur innerlichen Behandlung von Mykosen. Castellania 3: 22

Nolting S, Fegeler K, Koralewski F (1976) Die Bedeutung der Mikrosporie heute. Castellania 4: 65

Nolting S (1976) Die Bedeutung der Candida-Vulvovaginitis und -Balanitis unter spezieller Berücksichtigung der Partnerbehandlung. Münch med Wschr 118, Suppl 1: 81

Nolting S (1977) Die gezielte Behandlung der Fußpilzflechte. Krankenhausarzt 50: 205

Nolting S (1978) Zukunftsaspekte der Mykologie. Münch med Wschr 120: 389

Nolting S, Fegeler K (1978) Klinische Mykologie. Münch med Wschr 120: 1383

Nolting S (1979) Diagnose und Therapie von Mykosen. Schwerpunktmedizin 2: Heft 3

Nolting S (1979) Systemmykosen als Komplikation in der Intensivmedizin. Intensivbehandlung 4: 177

Nolting S (1980) Pilzerkrankungen. Probleme der Differenzierung. Diagnostik 11: 201

Nolting S, Fegeler K (1981) Pyodermien – Bakterielle Hautinfektionen. Perimed Fachbuch-Verlagsgesellschaft mgH, Erlangen

O'Neil RP, Penman RWB (1970) Clinical aspects of blastomycosis. Thorax 25: 708

Polemann G, Wegmann T, Stammler A (1961) Klinik und Therapie der Pilzkrankheiten. Thieme, Stuttgart

Preussner HJ (1980) Medical Mycology, Proceedings of Mycological Symposia of the XII International Congress ov Microbiology, Munich 1978. Zbl Bakt. Suppl 8

Restrepo MA (1970) A reappraisal of the microscopical appearance of the mycelial phase of Paracoccidioides brasiliensis. Sabouraudia 8: 141

Rieth H (1955) Zur Systematik der Dermatophyten. Arch Derm 199: 134

Rieth H (1958) Differential-Diagnose der Candida-Pilze. Arch klin exp Derm 205: 541

Rieth H (1958) Untersuchungen zur Hefediagnostik in der Dermatologie. Arch klin exp Derm 207: 413

Rieth H (1965) Die Reisagarplatte, ein unentbehrliches, aber einfaches Hilfsmittel für die Hefediagnostik im Praxislabor. Mykosen 8: 4, 9

Rieth H (1967) D-H-S-Diagnostik. Fortsch Med 85: 14, 594

Rieth H (1973) Wandel bei Pilzkrankheiten der Haut in der Sicht der Praxis. Med Welt 24 (N. F.): 1978

Rieth H (1974) Dermatophytien. Pilzerkrankungen der Haut durch Dermatophyten. Hautarzt 25: 298

Rieth H (1975) Kulturelle mykologische Diagnostik. Diagnostik 8: 139

Rieth H (1978) Fakultativ und obligatorisch pathogene Schimmelpilze bei Hautaffektionen. Hautarzt 29: 22

Rieth H (1979) Hefe-Mykosen. Urban-Schwarzenberg, München Berlin Baltimore

Rieth H (1979) Mykosen und Antimykotika I. u. II. Teil Pharmazie in unserer Zeit 8. Jg. Nr. 6 (1980) 9. Jg. Nr. 1

Rippon JW (1974) Medical Mycology: The Pathogenic Fungi and the Pathogenic Actinomycetes. WB Saunders, Philadelphia 297

Saltarelli CG, Gentile KA, Mancuso SC (1975) Lethality of candida strains as infuenced by the host. Can J Microbiol 21: 648

Scherwitz Ch, Meinhof W (1974) Antimykotika für die externe Behandlung von Dermatomykosen. Hautarzt 25: 463

Schwarz J, Baum GI (1953) North American blastomycosis: geographic distribution, pathology, and pathogenesis. Docum Med Geogr Trop (Amst) 5: 29

Seebacher CR, Blaschke-Hellmessen R, Heidelbach U (1973) Über den Candida-albicans-Agglutinationstiter bei Dermatosen. Derm Mschr 159: 345

Seebacher C, Heidenbluth C u. I (1975) Lymphozytentransformationstest bei Säuglingen mit ausgedehnter Candidamykose der Haut unter dem klinischen Bild der Dermatitis seborrhoides infantum. Derm Mschr 161: 117

Seeliger HPR (1981) Exogene Mykosen der inneren Organe (Systemmykosen) Immun Infekt 9: 131

Seeliger H, Heymer Th (1981) Diagnostik pathogener Pilze des Menschen und seiner Umwelt. Thieme, Stuttgart

Stone HH, Kolb LD, Currie CA, Geheber CE, Cuzzeli JZ (1974) Candida Sepsis: Pathogenesis and Principles of Treatment. Ann Surg 179: 697

Ströder J, Kühner U, Färber D (1975) Candida-albicans-Meningitis im Säuglingsalter. Pathogenese, Klinik und Chemotherapie. Dtsch med Wschr 100: 1196

Swatek FE (1970) Ecology of Coccidioides immitis. Mycopathologia 40: 3

Valdimarsson H, Higgs JM, Wells RS, Yamamura M, Hobbs JR, Holt PJ (1973) Immune abnormalities associated with chronic mucocutaneous candidiasis. Cell Immunol 6: 348

Vanbreuseghem R (1978) Betrachtungen über die Dermatophytien. Hautarzt 29: 2

Wegmann T (1979) Medizinische Mykologie – ein praktischer Leitfaden. Editiones „Roche", Basel

Wells RS, Higgs JM, Mac Donald A, Valdimarsson A, Holt PJL (1972) Familial chronic muco-cutaneous candidiasis. J med Genet 9: 302

Wölbling RH, Fuchs J, Milbradt R (1985) Systemische Antimykotika. Arzneimitteltherapie 3: 200

Young RC, Bennett JE, Geelhoed GW, Levine AS (1974) Fungemia with compromised host resistence. A study of 70 cases. Ann intern Med 80: 605

Zazgornik J, Schmidt P, Thurner J, Kospa H, Deutsch E (1975) Klinik und Therapie der Pilzinfektionen nach Nierentransplantation. Dtsch med Wschr 100: 2082

12 Sachverzeichnis

Absidiabefall 125
Achselhöhle 132
Achylie 76
Aerosole 99
Aflatoxine 6
African Histoplasmosis 9
Agammaglobulinämie 89
Agglutinationstest 130
Agglutinationstiter 83
Ahornschäler-Krankheit 137
AIDS 76, 96
Akneiforme Papeln 101
Aktinomyzeten 120
Aldehyde 145
Alkoholische Lösungen 112, 147
Alopecia areata 27
- atrophicans 27, 29
Alternaria-Arten 138
- alternata (tenuis) 138
American Histoplasmosis 9
Ampholyt-Seifen 145
Amphotericin B 98, 154
Analekzem 40, 68
Analpruritus 68
Angulus infectiosus candidosus (Perléche) 76
Antibiotika, antibakteriell wirksam 171
Antiekzematosa 148
Antihistaminikum 149
Antimykotika mit breitem Spektrum 170
Antiseptika 144
Ariboflavinose 76

Arthrosporen 106, 108, 130
Arthrosporenketten 36
Aspergillosis 9, 115, 122, 125
Aspergillus 5, 6, 9, 138, 139
- flavus 5
- fumigatus 139
- niger 139
- terreus 139
Asthmaformen 137
Atemwege 131

Bäder
-, Fuß- 173
-, Hand- 173
-, Körper- 173
-, Sitz- 173
-, Teil- 146
-, Voll- 146
Bakterid Andrews 47
Bakterien 72
Balanitis candidosa 81
Balanoposthitis candidosa 81
Bartregion 30
Begriffe, mykologische 177
behaarte Köpfe 20, 28, 30, 34
Behçet-Syndrom 82
Bifonazol 165
Black dots 32
Blastomyces dermatitidis 9, 123, 128
- loboi 9
Blastomycosis 9, 123, 128
-, europäische 91
-, nordamerikanische 123, 128

189

Blastomycosis, südamerikanische 130
Blastomykid 59
Blastosporen 4, 18
Borax-Glyzerin 147
Botrytis cinerea 138, 140
Buccopharyngitis candidosa 78

Candida 61
-, Arthritis 88
-, Endocarditis 85
-, Endokrinopathie-Syndrom 89
-, Enzephalitis 87
-, Granulome 91
-, Hämagglutinations-Test 100
-, Meningitis 87
-, Metastasen 78
-, Mykosen 41, 66
-, Ösophagitis 82
-, Osteomyelitis 88
-, Peritonitis 83
-, Sepsis 95
Candida albicans 6, 48, 61
- krusei 61
- parapsilosis 61
- pseudotropicalis 61
- stellatoidea 61
- tropicalis 61, 74
Candidämie 96
Candidid 59, 97
Candidin-Test 97
Candidosis 8, 63, 122
-, chronisch mukokutane 89
-, granulomatöse 91
-, - Haut- 67
-, - Organ- 82
-, - Schleimhaut 73
Candidurie 84
Cavakatheter 96
Cephalosporiose 113
Chaetomium globosum 133, 134
Cheilitis candidosa 73
Cheloidal blastomycosis 9
Chlamydosporen 4
Chromoblastomykose 9, 120

Chromomycosis 9, 120
Chrysosporiose 118
Cladosporiose 118
Cladosporium 9, 118, 120, 139
- carrionii 120
- fulvum 139
- herbarum 139
Clotrimazol 159
Coccidioides immitis 9, 123, 127, 129
Coccidioidomycosis 9, 123, 129
Colitis mucosa 97
Corynebacterium minutissimum 133
- tenuis 136
Cryptococcaceae 61
Cryptococcen 9
Cryptococcose 100
Cryptococcosis 9, 122, 124, 127
Cryptococcus 61
-, Mykose 100
- neoformans 61, 100, 130
Cycloheximid 16
Cystopyelonephritis candidosa 85

Dauersporen 4
Defektimmunopathien 65, 89
Dekontamination 144
Dermatomykosen 7, 8
Dermatophyten 4, 7, 20
-, anthropophil 36
-, wirksame Antimykotika 165
-, - - mit Korticoiden 167
Dermatophytid 8, 59
Dermatophytosen 20, 38
- des Fußes 44
- der Hand 41
- der Leistenregion 40
Dermatophytosis inguinalis 40
- manus 41
- pedis 44
Desert Rheumatism 9
Desinfektionsmaßnahmen 144
Desinfektionsmittel 144
Desinfizientia-Antiseptika 144
Deuteromyceten 3
DHS-System 7, 143

Di George-Syndrom 89
Diabetes mellitus 72, 78
Dimorphe Pilze 4, 127
Diphtherie-Beläge 78
Durchblutungsstörungen 47
Dyshidrose 42, 47

Eisenmangelanämie 76
Ektotrich 31
Ekzem, dyshidrotisches 42, 47
Ekzema marginatum 8, 41
Endocarditis candidosa 85
Endomykosen 7, 61, 122
Endotrich 31
Enterocilitis candidosa 83
Epicoccum purpurascens 138
Epidermophytid 59
Epidermophyton 20
– floccosum 41, 56
Epilation 152
Erbgrind 28
Erythema anulare 35, 59
– – centrifugum 59
– exsudativum multiforme 59
– nodosum 59
Erythematodes, chronisch discoider 30
Erythrasma 41, 132
Erythrodermia desquamativa Leiner 73
Erythromycin 134

Fadenpilze 4
Färbeverfahren 14
Fäzes 83
Familiäre infantil-septische Granulomatose 89
Farbstofflösungen 98, 147
Farmer-Lunge 137
Favus 28
Fermentation 17
Feuchte Behandlung 146
– Umschläge 98, 146
5-Flucytosin 98, 156

Fluor vaginalis 79
Fluoreszenz 10
Folliculitis 30
–, barbae simplex, bakteriell bedingt 72
Formalin 146, 173, 175
Frühgeborene 73
Fruktifikationsorgane 4
Fungi imperfecti 3
Fusariose 119
Fusarium 5, 119
–, Arten 119, 139, 140

Gärtner-Mikrosporie 24
Gamma-Globuline 143
Gehirn 87, 121
Genitale 79, 81
Geotrichosis 9, 61, 107
Geotrichum 61
– candidum 107
– species 9
Geruch, Mäuseurin 29
Giemsafärbung 133
Gilchrist'sche Krankheit 128
Gingivitis candidosa 77
Glatzflechte 31
Glossitis candidosa 77
– exfoliativa 77
Gramfärbung 14, 132
Granuloma candidosum 91
– glutaeale infantum 92
– trichophyticum 35
Granulozytendefekt 89, 94
Griseofulvin 53, 158
Grocott-Gomori-Färbung 14, 102

H_2-Histamin-Rezeptor-Antagonisten 99
Haare 20
Hämorrhoiden 69
Harnwege 84, 128
Haut-Candidose 67
– auriculär 70
– axillär 70
– genitocrural 69

Haut-Candidose inguinal 70
- interdigital 67
- intertriginös 67
- perianal 68
- submammär 70
Hautschutzmittel 173
Hautpflegemittel 173
Hefeformen 4
Hefen 7
Hefemykosen 61
Hefepilzprophylaxe 73
-, wirksame Antimykotika 154, 156, 159, 162, 163, 168
-, - - mit Korticoiden 170
Herpes simplex 72
Hexachlorophen 145
Hirnhaut 87, 101, 121
Hirschgeweihform 29
Histoplasma capsulatum 9, 123, 128
- duboisii 9
Histoplasmamykose 128
Histoplasmin-Test 129
Histoplasmosis 9, 123, 128
Hobelspan-Phänomen 110
Honigwabe 32
Hornhautgeschwüre 115
Hydronephrose 84
Hyphen 3
Hyphenseptierung 3
Hyponychium 49

Identifizierung 17
Id-Reaktion 59, 97
Imidazol-Derivate 159
Immunantwort 57
Immundefekte 64, 89, 92
Immunodiffusionstest 130
Immunologische Reaktionen 6, 57
Imperfekte Formen 4
Impetigo contagiosa 72
Inguinalmykose 40, 70
Intertriginöse Areale 42, 44, 67, 132, 173
Intertrigo 67
Intestinaltrakt 82

Invert-Seifen 145
ISHAM 8
Ito-Refai-Kultur 17

Jod 145, 151, 153

Kälberflechte 30
Käsewäscher-Krankheit 137
Kalilauge 13
Katheter 96
Keratinomyces 20
-, ajelloi 57
Keratitis 118
Keratomykosen 8, 118
Kerion Celsi 32
Ketoconazol 54, 112, 154, 160
Kimmig-Agar 15
Kleieflechte 108
Knochen 128
Kompressen 146
Konidien 4
Kontaktekzem 42
Kopfhaut 20
Koplikscheе Flecken 78
Korticosteroid 60, 76, 167, 170
Kronleuchterform 29
Kultur 11

Lactophenol-Baumwollblau 111
Lanugohaar 34
Leber 128
Leberzirrhose 78
Leistenbeuge 40, 70
Leukoderme 110
Leukonychia mykotica 52
- trichophytica 52
Leukoplakie 77
Leukosen 102
Leukozytendefekt 89, 94
Levurid 8, 59
Levurosen 7, 8, 61
Lichen ruber follicularis decalvans 30

Lichen trichophyticus 59
Lobomycosis 9
Luftmyzel 3
Lunge 97, 116, 128
Lymphadenitis 42
Lymphangitis 42, 60

Madura-Mykose 120
−, Fuß 120
Madurella mycetomi 120
Mäusefavus 36
Mäuseurin 29
Magen 82
Magensaft 83
Makrokonidien 4, 18
Malassezia furfur 9, 59, 107
Masern 78
Materialentnahme 11
Materialgewinnung 11
Meningitis candidosa 87
Merulius (Serpula) lacrymans 138
Metastasierung, hämatogen 84
Methenaminsilbernitratfärbung nach Grocott-Gomori 14, 102
Methylenblaufärbung 14, 33
Miconazol 154, 160, 165
Mikrokonidien 4, 18
Mikrosporid 59
Mikrosporon 20
− audouinii 20, 24, 26
− canis 24, 26
− distortum 24
− gypseum 24, 26, 28
Milz 128
Morbus Crohn 82
− Hodgkin 102
Mosaikfungi 13
Mucor 6, 125, 138, 140
Mucormykose 122, 123, 125
Muskelgewebe 121, 126
Myeloperoxidasemangel 89
Mykid 59
Mykoallergien 6, 115, 137
Myko-Allergosen 137
Mykosen 7

−, außereuropäische 123
−, europäische 123
− der inneren Organe 122
−, saprophytäre 132
Mykotoxikosen 5, 115
Mykotoxinbildner 5
Myokarditis 115
Myzel 3
Myzelbildung 3
Myzetismus 5
Myzetom 118

Nährböden 14
Nagel 49
−, grüner 71
Nagelentfernung, atraumatische 152
Nagelpsoriasis 53
Nannizzia 10
Nasennebenhöhlen 115
Nasotrachealraum 101
Natamycin 162
Nativpräparat 10, 13
Nephritis 84
Nervensystem 101, 126
Neurospora sitophila 138, 140
Nezelof-Syndrom 86
Nieren 84
Nocardia-Arten 120
− minutissima 133
Nomenklatur 7
Nystatin 163

Oberschenkelinnenseite 40, 132
Objektglaskultur nach Riddell 17
Ösophagitis candidosa 82
−, peptische 82
Ösophagusvarizen 82
Onychia candidosa 71
Onycholyse 52
Onychomykosen 8, 49, 116, 118
Operation 153
Ophthalmopathia candidosa 78
Opportunistisch-pathogener Charakter 63

Opportunistisch-pathogener Charakter, Erreger 104
– –, Pilze 122
Organ-Candidose 82
- andere Lokalisationen 88
- bronchopulmonal 86
- cardiovaskulär 85
- cerebral 87
- gastrointestinal 82
- urogenital 84
Organmykosen 122
Otitis externa 70
Otomykosen 8
Oto-Rhino-Laryngitis candidosa 78
Ovulationshemmer 79

Paecilomyces marquandei 138, 140
Paprikaspalter-Lunge 137
Paracoccidioides brasiliensis 9, 123, 130
Paracoccidioidomycosis 9, 123, 130
Parapsoriasis 40
- disséminées èn plaques Brocq 40
Parasitär 4
Parker-Tinte 13
Paronychia 71
Paronychium 53
PAS-Färbung 14, 102
Pasten 149
Pemphigus-Erosionen 78
Penicilliose 119
Penicillium 5, 6, 119, 138, 139
Perfekte Formen 4
Perjodsäure-Schiff (PAS) 14
Persorption 84
Pharyngitis candidosa 78
Phenole und Derivate 145
Phialophora 9
- compacta 120
- dermatitidis 120
- pedrosoi 120
- verrucosa 120
Piedra alba 106
Pilz-Allergosen 137
Pilz-Kultur 14

Pimaricin 162
Ping-Pong-Infektion 80
Pityriasis versicolor 9, 41, 61, 108, 132, 133
- alba 110
- rosea 34, 110
- simplex 27
Pityrosporosis 9
Pityrosporum 9
-, orbiculare 111
-, ovale 111
- pachydermatis 111
Plummer-Vinson-Syndrom 76
Pneumopathien, interstitielle 137
Posado's disease 129
postpartale Infektion 74
Prädisponierende Faktoren 64, 90
Prophylaxe 175
- Dispositions- 176
- Expositions- 176
- Rezidiv- 175
Pruritus ani 97
- generalisiert 97
- vulvae 80
Pseudomonas-Arten 71
Pseudomyzel 4, 18
Pseudopelade Brocq 30
Psoriasis 30, 42, 47, 53
- inversa 41
- palmaris 42
- vulgaris 27, 35
Puder 150
Pullularia pullulans 138, 140
Pyelitis candidosa 84
Pyelonephritis 84
Pyodermien 30, 35, 40, 101

Quecksilber-Verbindung 145

Rehabilitation 173
Respirationstrakt 86, 129, 130
Rhizopus 125
- nigricans 138, 141
Rhodotorula 61, 80, 103

- aurantiaca 103
- glutinis 104
- rubra 61, 104

Rhodotorulose 61, 103
Rinderflechte 30
Ringworm 8
- of the body 38
- of the foot 38
- of the groin 38

Risikogeburt 73
Röntgenepilation 27
Röntgenstrahlen 152

Sabouraud-Dextrose-Agar 15
Sabouraud-Glucose-Agar 15
Salben 149
-, Nagelweich- 151
San Joaquin Valley Fever 9
Saprophytäres Wachstum 4
Schieferöl-Sulfonate 151, 153
Schimmelpilze 4, 7, 50
-, Mykosen 114
Schleimhäute 126, 129
Schleimhaut-Candidose 61, 73
- Angulus infectiosus candidosus 76
- Balanoposthitis candidosa 81
- Cheilitis candidosa 76
- Gingiuitis candidosa 77
- Glossitis candidosa 77
- Ophtalmopathia candidosa 78
- Orale Candidose 73
- Oto-Rhino-Laryngitis candidosa 78
- Pharyngitis candidosa 78
- Stomatitis candidosa 77
- Tonsillitis candisa 77
- Vulvovaginitis candidosa 79

Schüttelmixtur 148
Schwangerenvorsorge 79
Scopulariopsidose 116
Scopulariopsis brevicaulis 50, 116
Scutula-Bildung 28
Seborrhoisches Ekzem 30, 35, 40, 133
Sepsis candidosa 95

Sequoiosis 138
Serodiagnostik 124, 131
Shampoo, selensulfidhaltig 112
Skelettsystem 126
Sklerodermie, circumscripte 30
South American Blastomycosis 9
Sphärulen 129
Sporen 4
Sporobolomyces 61
- roseus 138, 141

Sporothrix schenckii 9, 125
Sporotrichid 59
Sporotrichosis 9, 122, 123, 125, 127
Sproßbildung 3
-, Formen 3
Sputum 84
Subclaviakatheter 96
Subcutis 126
Sulfonamide 172
Syphilid 101
Syphilis 47, 101
-, sekundär 110
Systemische Mykosen 122, 127
Standortflora 57
Staphylodermien, follikuläre 35
Stickstoff-Assimilation 15
Stomatitis candidosa 77
Strahlenpilze 137
Streptomyces-Arten 120
Systematik 3

Tetraäthylammoniumhydroxyd 13
Therapeutika, spezifisch extern 164
-, - intern 154
Therapie 142
-, adjuvante 172
-, immunstimulierende 143
-, unspezifische 144
Tinea 8
- circinata 38
- corporis 8, 38
- cruris 8, 38
- nigra 9, 118
- pedis 9, 38
- unguium 9

195

Titerdynamik 124
Tonsillitis candidosa 77
Torulopsidosis 9, 122, 125
Torulopsosis 9, 61
- candida 105
- glabrata 61, 80, 105
- inconspicua 105
Transfer-Faktoren 94, 143
Transversales Netzwerk 52
Trichomonaden 79
Trichomycosis palmellina 132, 134
Trichophyten 28
Trichophytia follicularis 35
- profunda 30
- superficialis 28, 34
Trichophytid 59
Trichophytie, folliculäre 35
-, oberflächliche 34
-, tiefe 30
Trichophytin-Test 58
Trichophyton 20, 27
- ajelloi 20, 57
- concentricum 50
- gallinae 36
- megninii 36
- mentagrophytes 31, 36, 41, 42, 49, 56
- quinckeanum 31, 32
- rubrum 31, 41, 42, 49, 55
- soudanense 37
- schönleinii 28, 49
- tonsurans 31, 37, 49
- verrucosum 30, 36, 49
- violaceum 28, 31, 37, 49
Trichosporon 9, 61

- beigelii 106
- cutaneum 61, 105
Trichosporose 9, 61, 105
Triphenylmethan-Farbstoffe 147
Tuberkulöse Hirnhautentzündung 88
Tuberkulose 87, 101, 129
Tuscheverfahren nach Burri 14, 102

Ulcera, gastrointestinale 82
Urticaria 59
- chronica 97
Ustilago-Arten 138

Vakzine 143
Valley fever 129
Vegetationskörper 18
Verbrennungen 96
Verticilliose 119
Vitiligo 111
Vulvovaginitis candidosa 79

Windeldermatitis 69
Windelpsoriasis 69
Windelsoor 69
Woodlicht-Untersuchung 10, 25, 29, 112, 134

Zahnprothesen 76
Zehenzwischenraum 44
Zentralnervensystem 87, 101, 115, 118, 121, 125

Schwarze Tage

Heinrich Peuckmann

Lychatz Verlag